Respirez & Fleurissez 2

Copyright © Redom Books 2025
Tous droits réservés.

Le contenu de ce livre ne peut être reproduit, dupliqué, ou transmis sans l'autorisation écrite de l'auteur ou de l'éditeur.

En aucun cas, l'éditeur ou l'auteur ne pourra être tenu responsable de dommages, de réparations, ou de pertes monétaires dus à l'information contenue dans ce livre. Que ce soit directement ou indirectement. Vous êtes responsable de vos propres choix, actions, et résultats.

Avis juridique :

Ce livre est protégé par le droit d'auteur. Il est réservé à un usage personnel. Vous ne pouvez pas modifier, distribuer, vendre, utiliser, citer, ou paraphraser une partie ou le contenu de ce livre sans l'accord de l'auteur ou de l'éditeur.

Avis de non-responsabilité :

Veuillez noter que les informations contenues dans ce document sont uniquement destinées à des fins éducatives et de divertissement. Tous les efforts ont été déployés pour présenter des informations exactes, à jour, fiables, et complètes. Aucune garantie de quelque nature que ce soit n'est déclarée ou implicite. Les lecteurs reconnaissent que l'auteur ne s'engage pas à fournir des conseils juridiques, financiers, médicaux, ou professionnels. Le contenu de ce livre provient de diverses sources. Veuillez consulter un professionnel agréé avant d'essayer les techniques décrites dans ce livre.

En lisant ce document, le lecteur accepte qu'en aucun cas l'auteur ne soit responsable des pertes, directes ou indirectes, résultant de l'utilisation des informations contenues dans ce document, y compris, mais sans s'y limiter, les erreurs, les omissions, ou les inexactitudes.

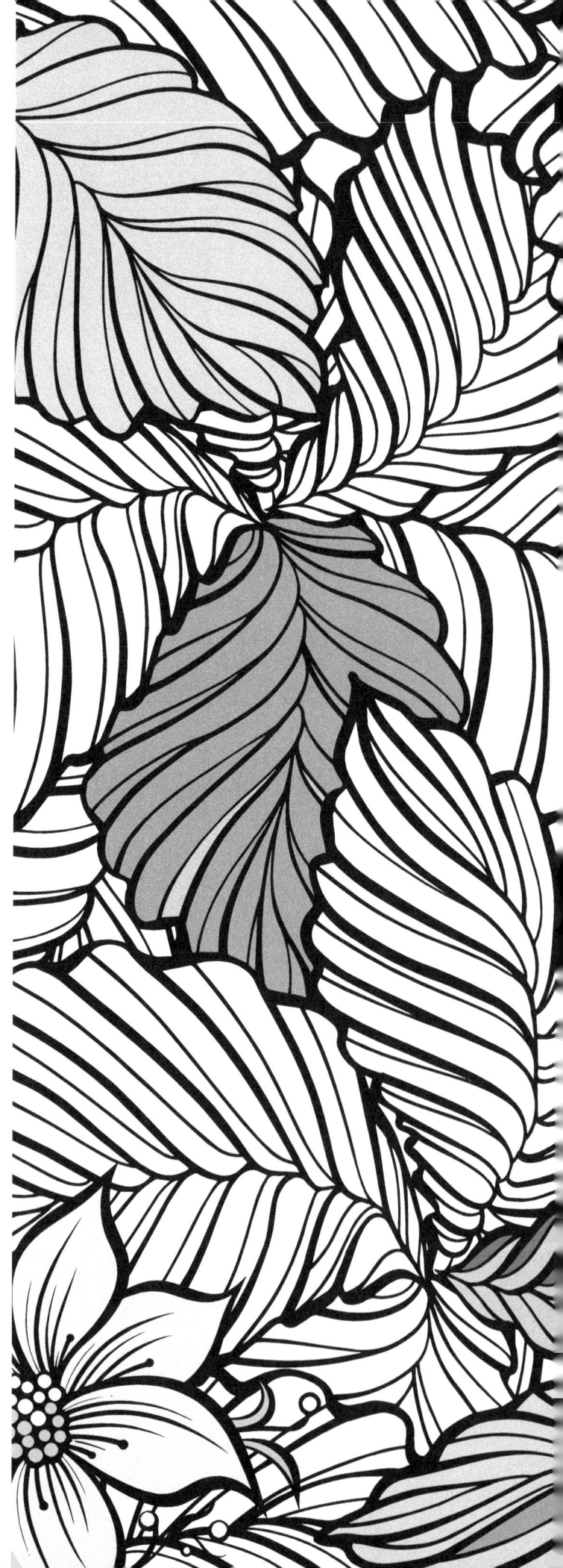

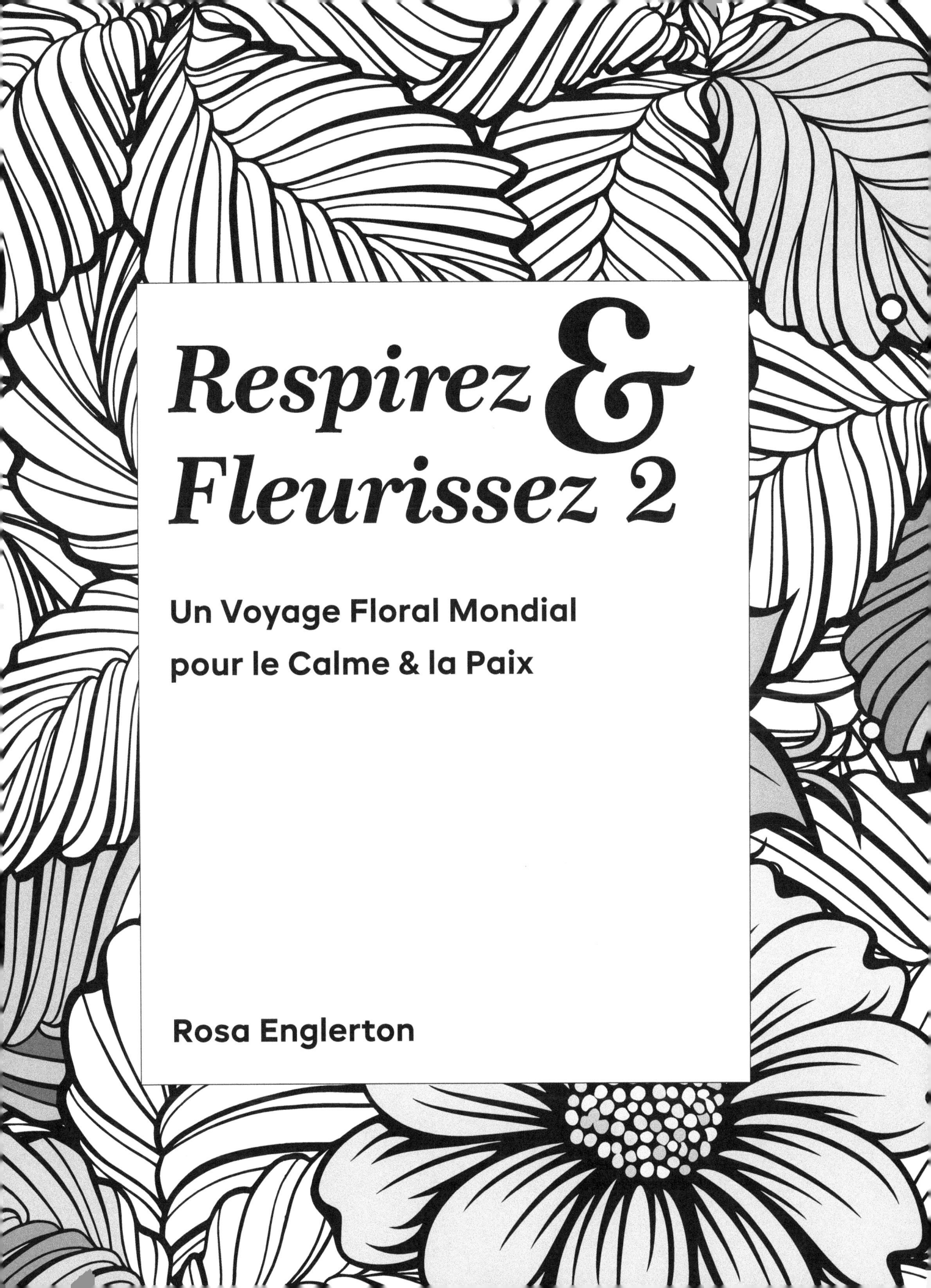

Respirez & Fleurissez 2

Un Voyage Floral Mondial pour le Calme & la Paix

Rosa Englerton

Comment utiliser ce livre

Bonjour et merci de nous rejoindre dans ce voyage de paix et de relaxation.

Ce livre de coloriage combine l'imagerie naturelle avec des exercices de respiration qui vous aident à revenir à la détente et à la relaxation.

Aidez-vous à affirmer votre droit au repos et à la réinitialisation. Il vous fait passer d'une attitude figée à un sentiment de liberté et de plénitude. Soutenez votre clarté mentale dans les moments chaotiques. Réaffirmez votre volonté en cas du stress. Trouvez un refuge intérieur sûr. Rétablissez votre force et votre équilibre intérieurs.

Le livre comporte dix sections suivies de dix fleurs à peindre de grande taille.

Commencez par lire l'exercice de respiration. Méditez-le pendant quelques minutes et commencez à respirer. Fermez les yeux. Cherchez la lumière du Créateur. Détendez-vous et remettez-vous entre Ses mains.

Vous êtes maintenant prêt à prendre vos crayons de couleur, feutre ou marqueurs préférés et à vous laisser aller à la fleur et aux couleurs. Soyez libre. Imaginez que vous êtes dans le jardin du Paradis. Vous contrôlez la situation. La fleur est votre amie et vous permet de lui donner les couleurs que vous voulez. Peignez le fond avec des motifs ou dessinez vos propres fleurs.

Lorsque vous avez fini de peindre, regardez la fleur et refaites l'exercice de respiration. Si vous avez le temps, allez-vous promener dans un parc. Regardez la verdure, les fleurs, les couleurs du monde qui vous entoure.

Respirez.
Tout va bien. Vous êtes plus fort maintenant.

Que dieu vous bénise.

Imagination Olfactive

Regardez la fleur sur la page opposée.
- Fermez les yeux
- Imaginez l'odeur de cette fleur
- Imaginez sa couleur

Pensées-Nuages

Asseyez-vous tranquillement et imaginez vos pensées comme des nuages qui dérivent dans le ciel. Regardez-les aller et venir sans vous y accrocher ni les repousser. Accrochez l'un de vos soucis à un nuage et soufflez dessus.

Citation *d'affirmation*

Le calme n'est pas une destination. C'est un souffle auquel je reviens.

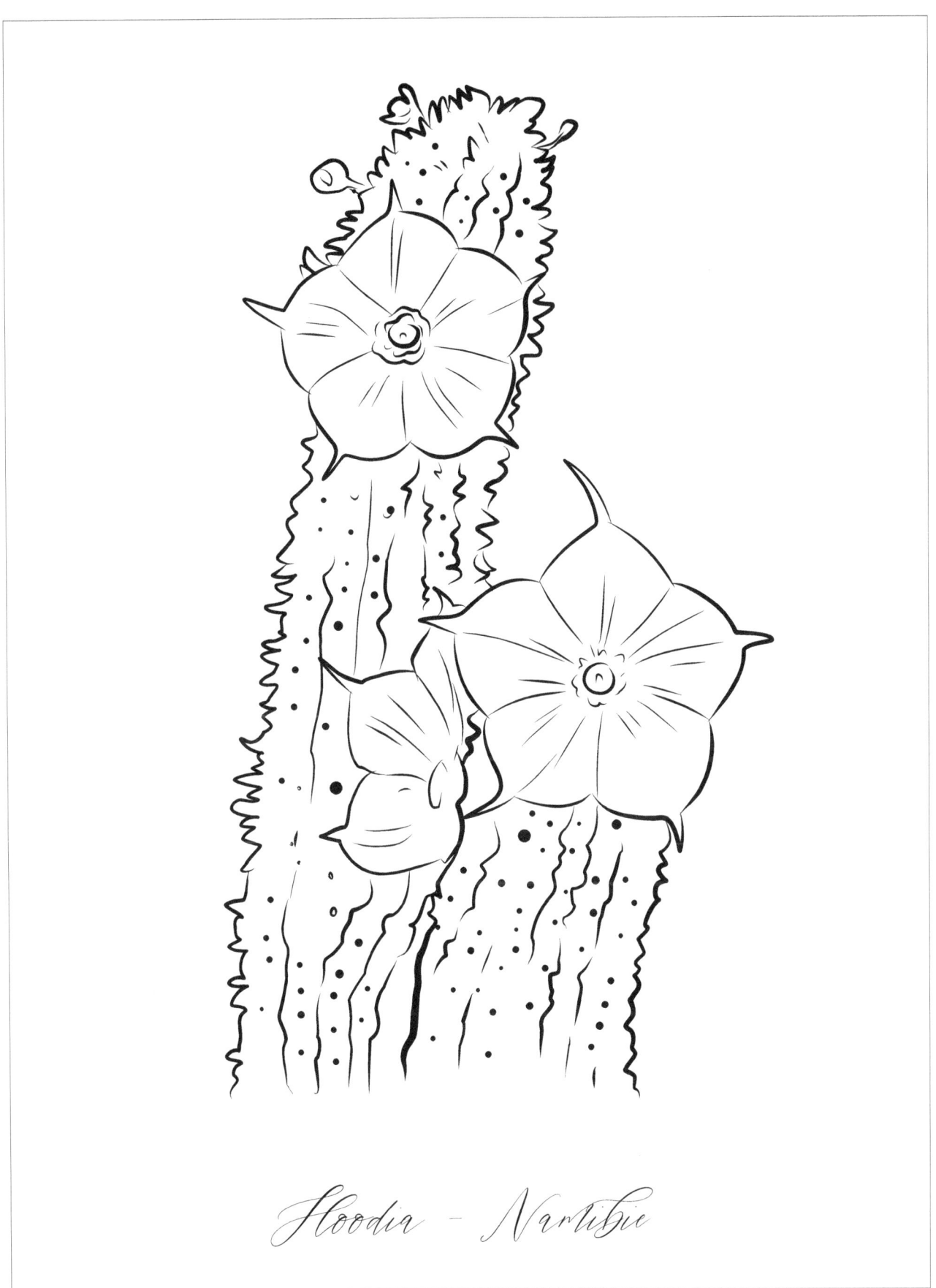

Hoodia - Namibie

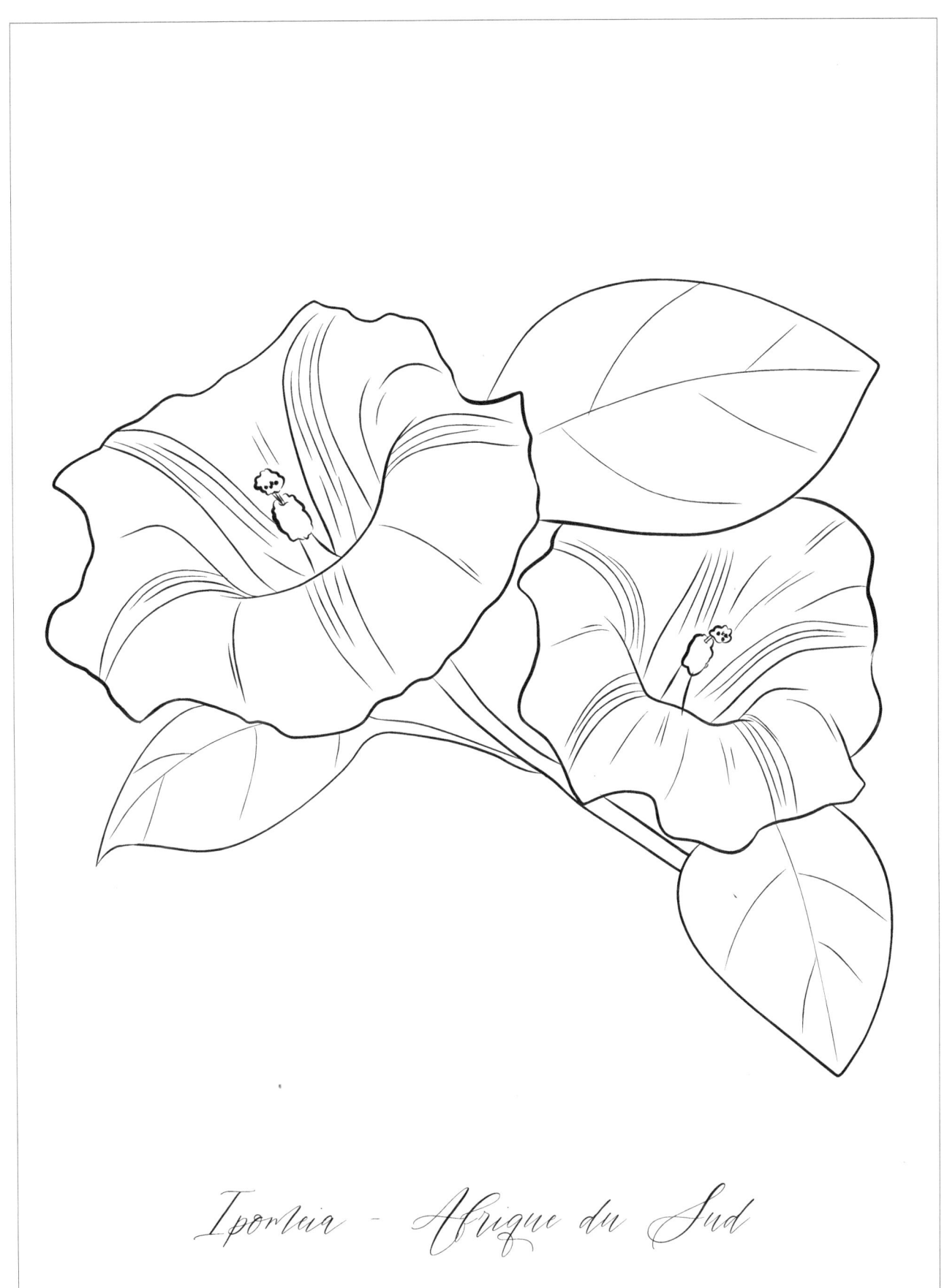

Ipomeia - Afrique du Sud

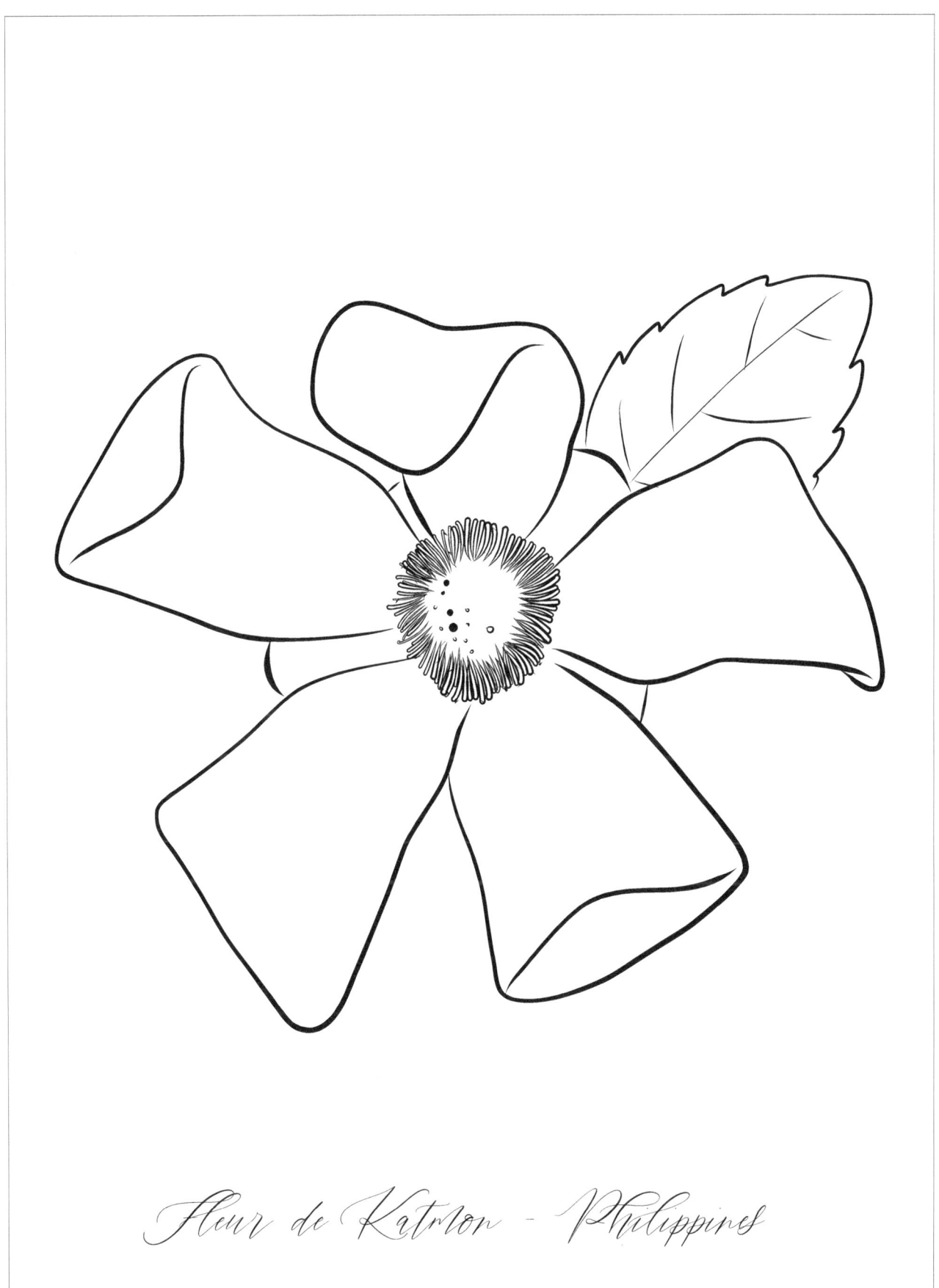

Fleur de Katmon – Philippines

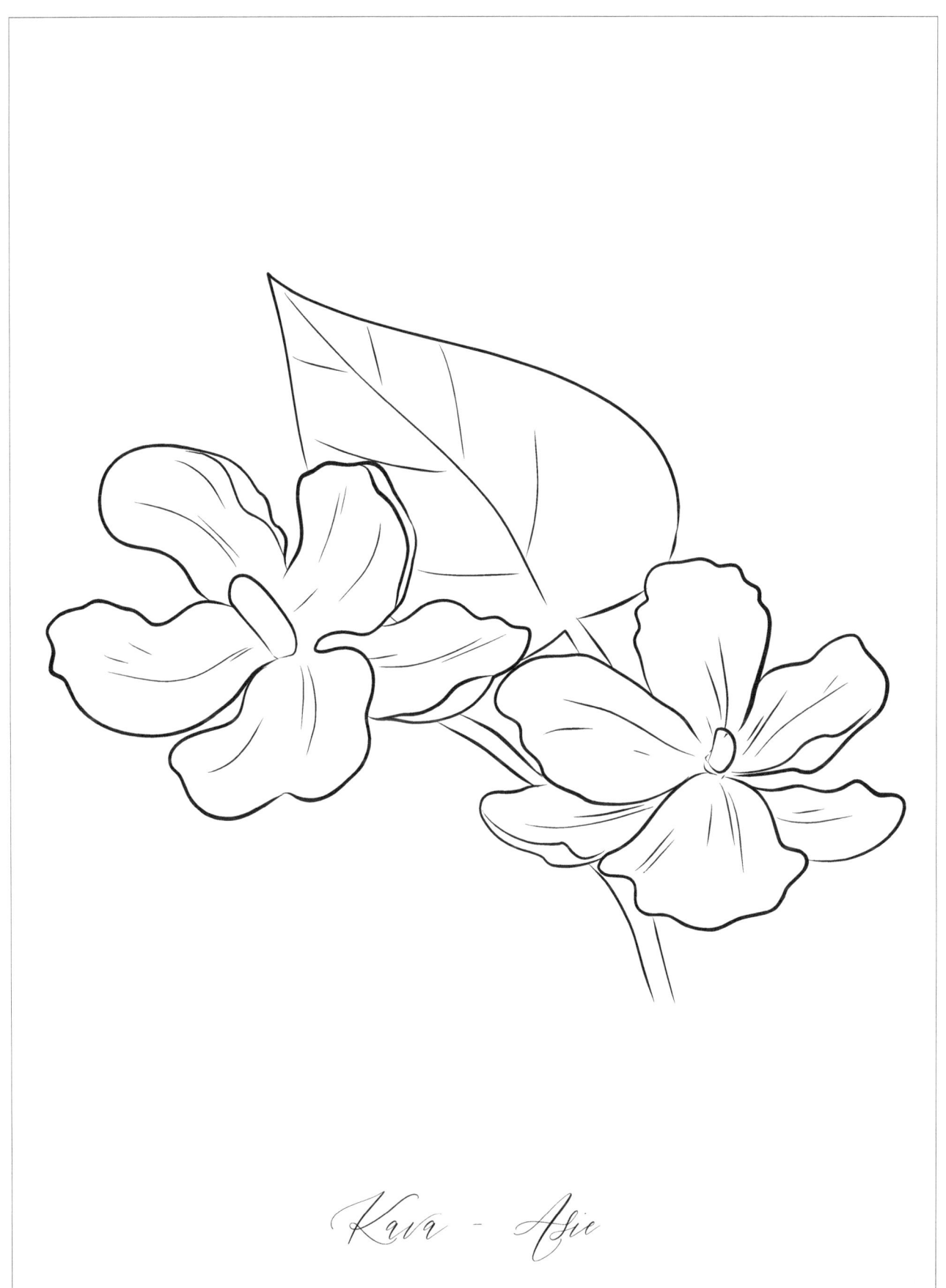

Kava - Asie

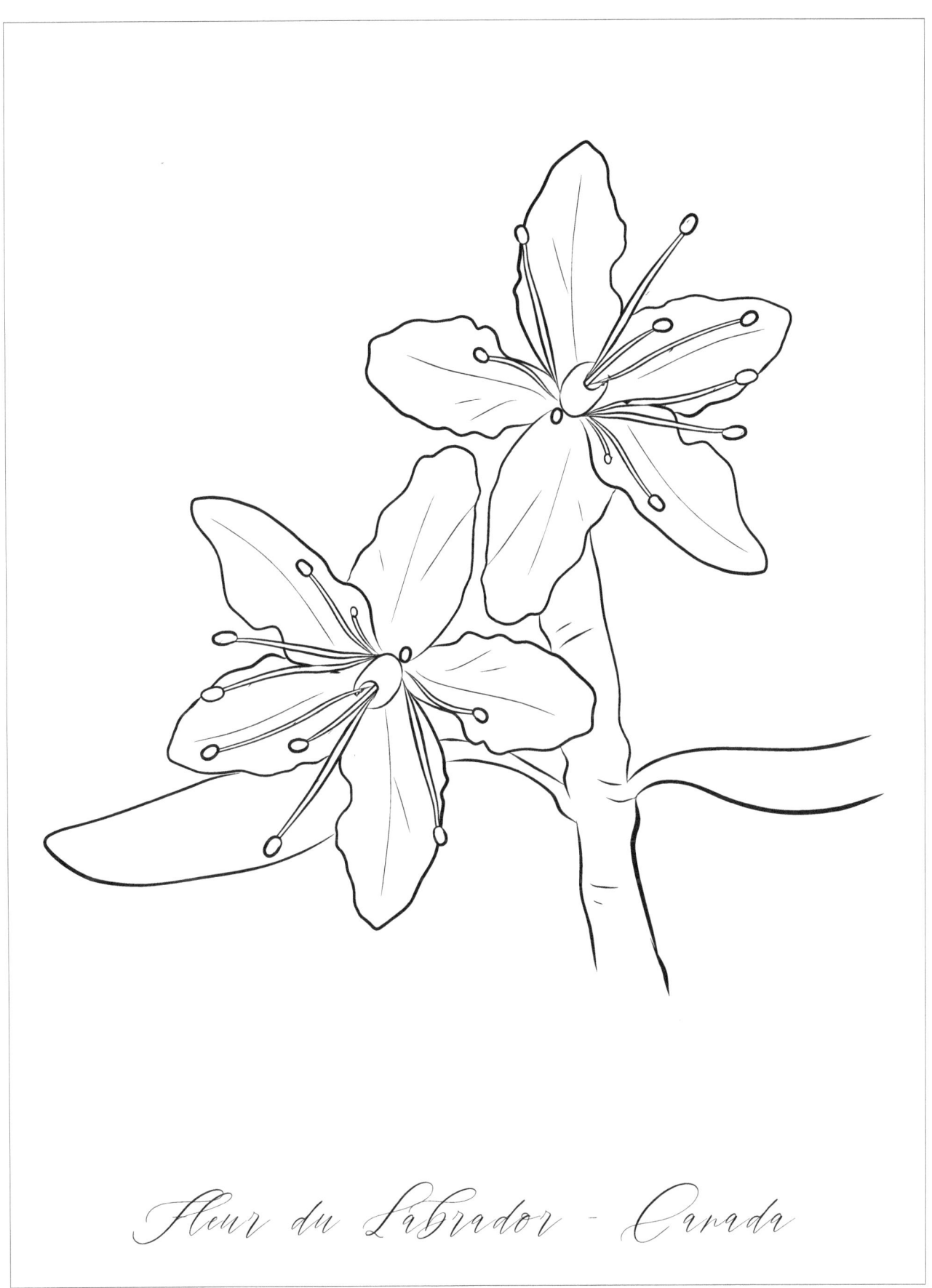

Fleur du Labrador - Canada

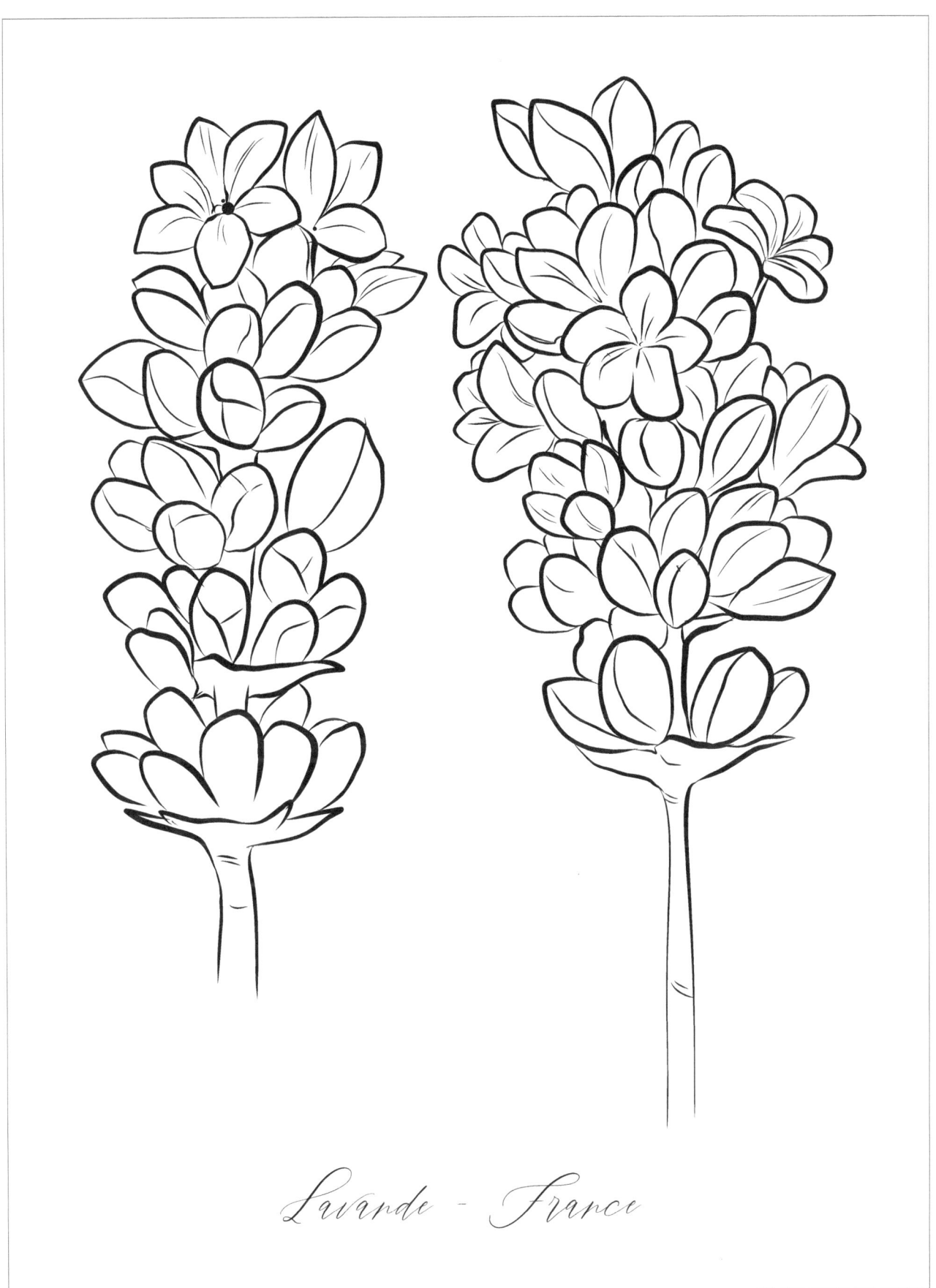

Lavande - France

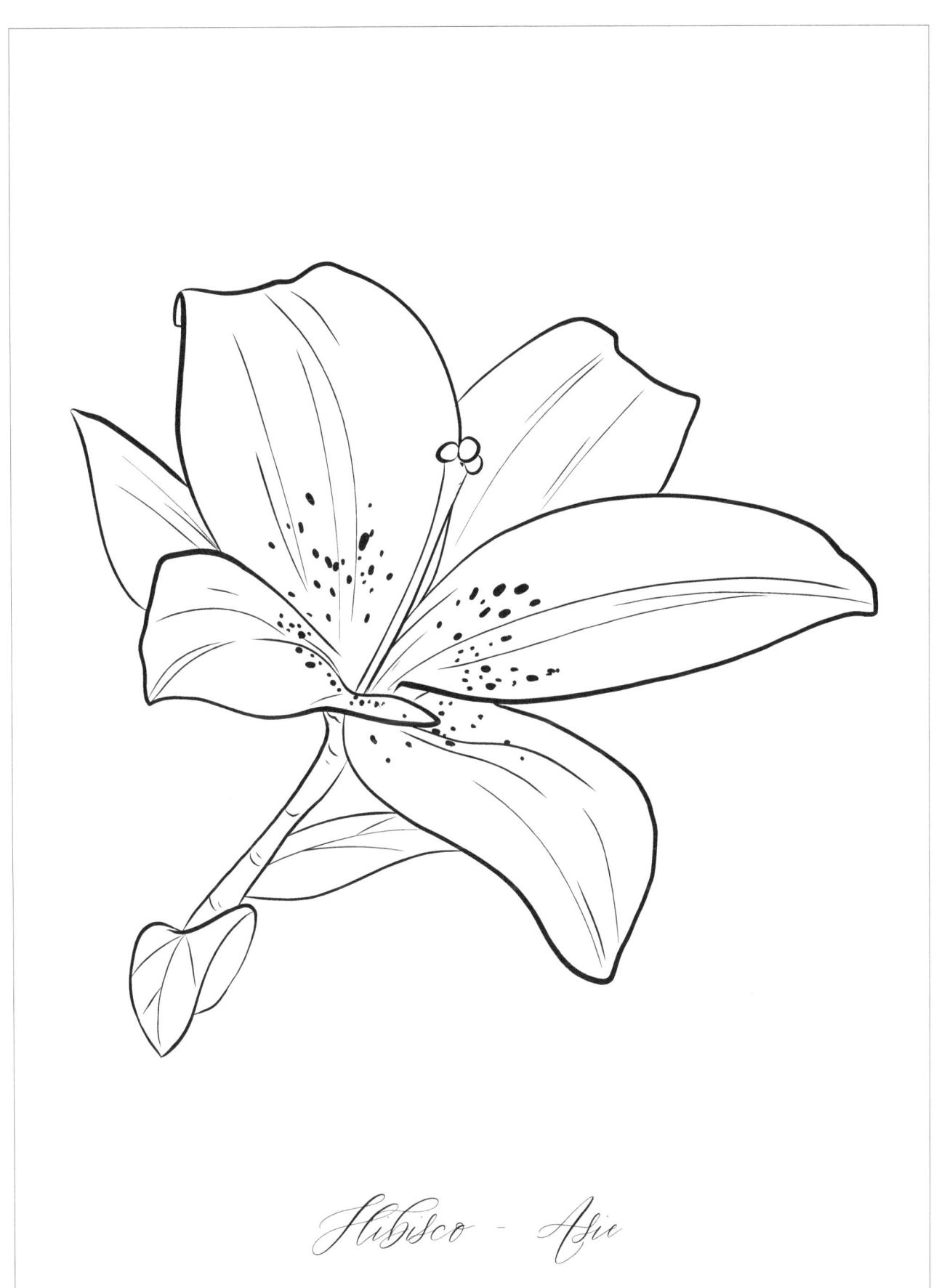

Hibisco - Asie

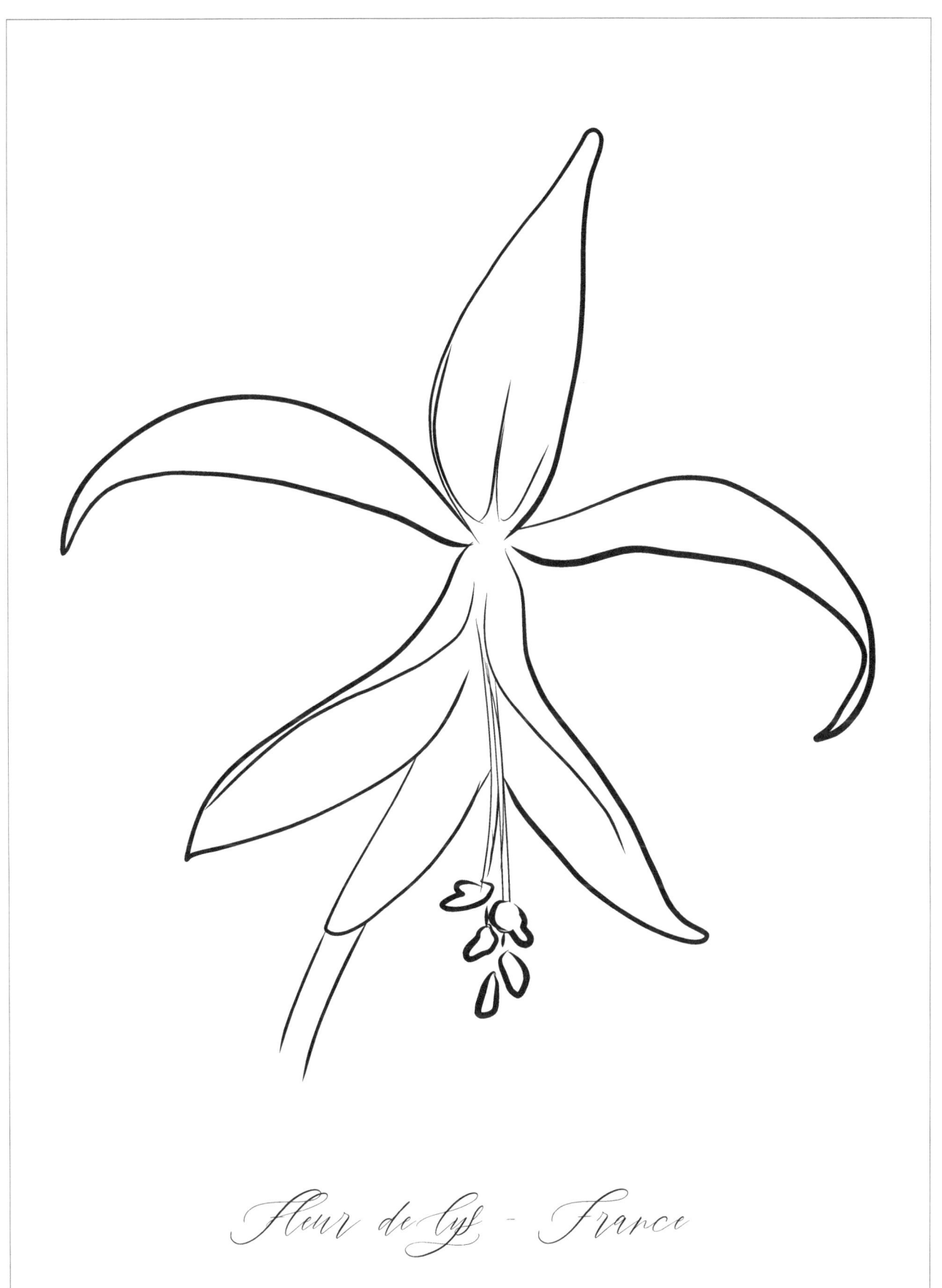

Fleur de Lys - France

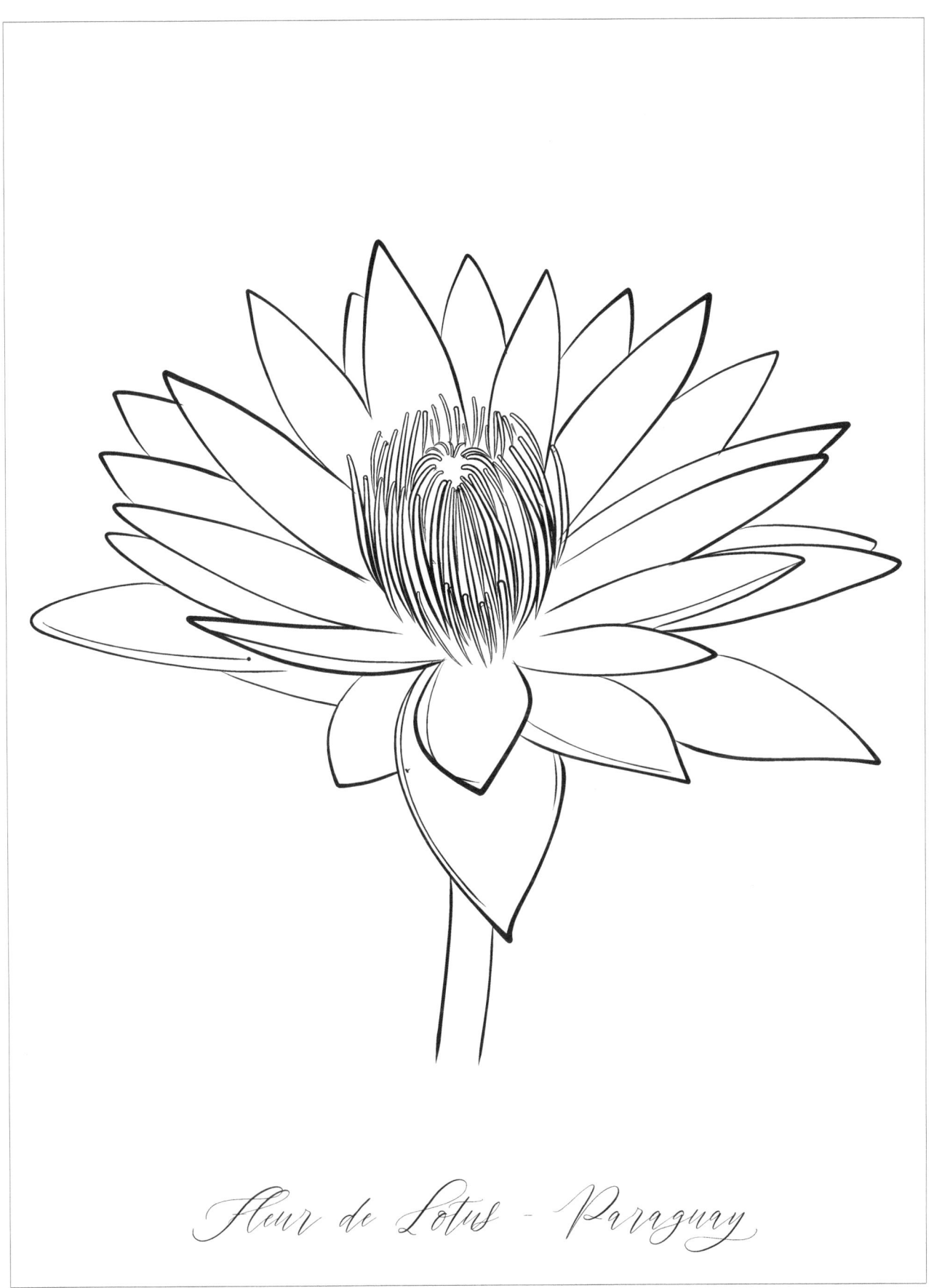

Fleur de Lotus - Paraguay

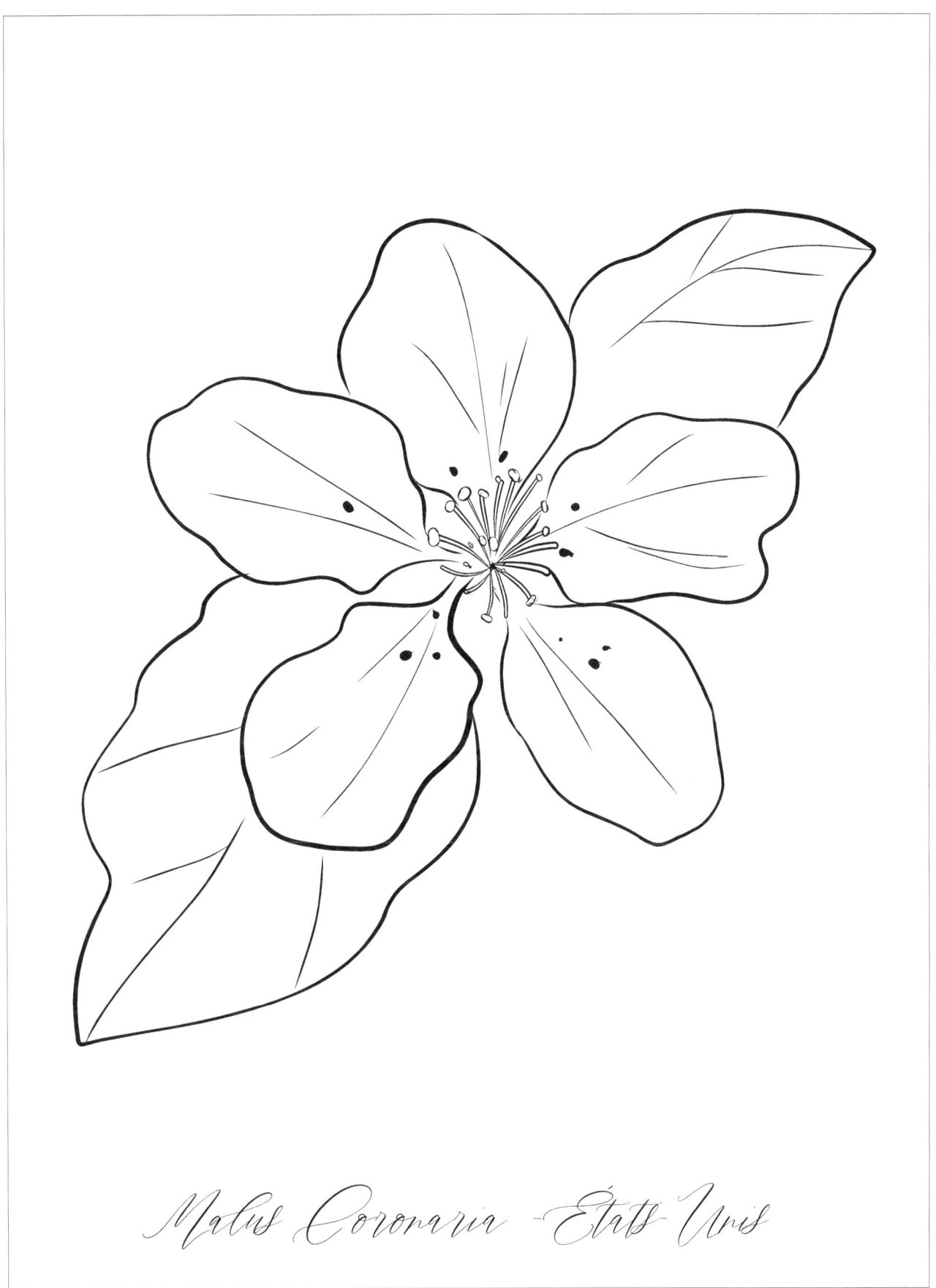

Malus Coronaria - États-Unis

Imagination Olfactive

Regardez la fleur sur la page opposée.
- Fermez les yeux
- Imaginez l'odeur de cette fleur
- Imaginez sa couleur

Une Fleur dans Votre Paume

Imaginez que vous tenez une fleur dans votre paume. Sentez son poids, sa texture, et sa douceur. Elle est soyeuse comme votre peau. Inspirez lentement. Sentez son parfum et expirez doucement.

Citation *d'affirmation*

Je respire la clarté.
J'expire le bruit.

Je respire la liberté.
J'expire la douleur.

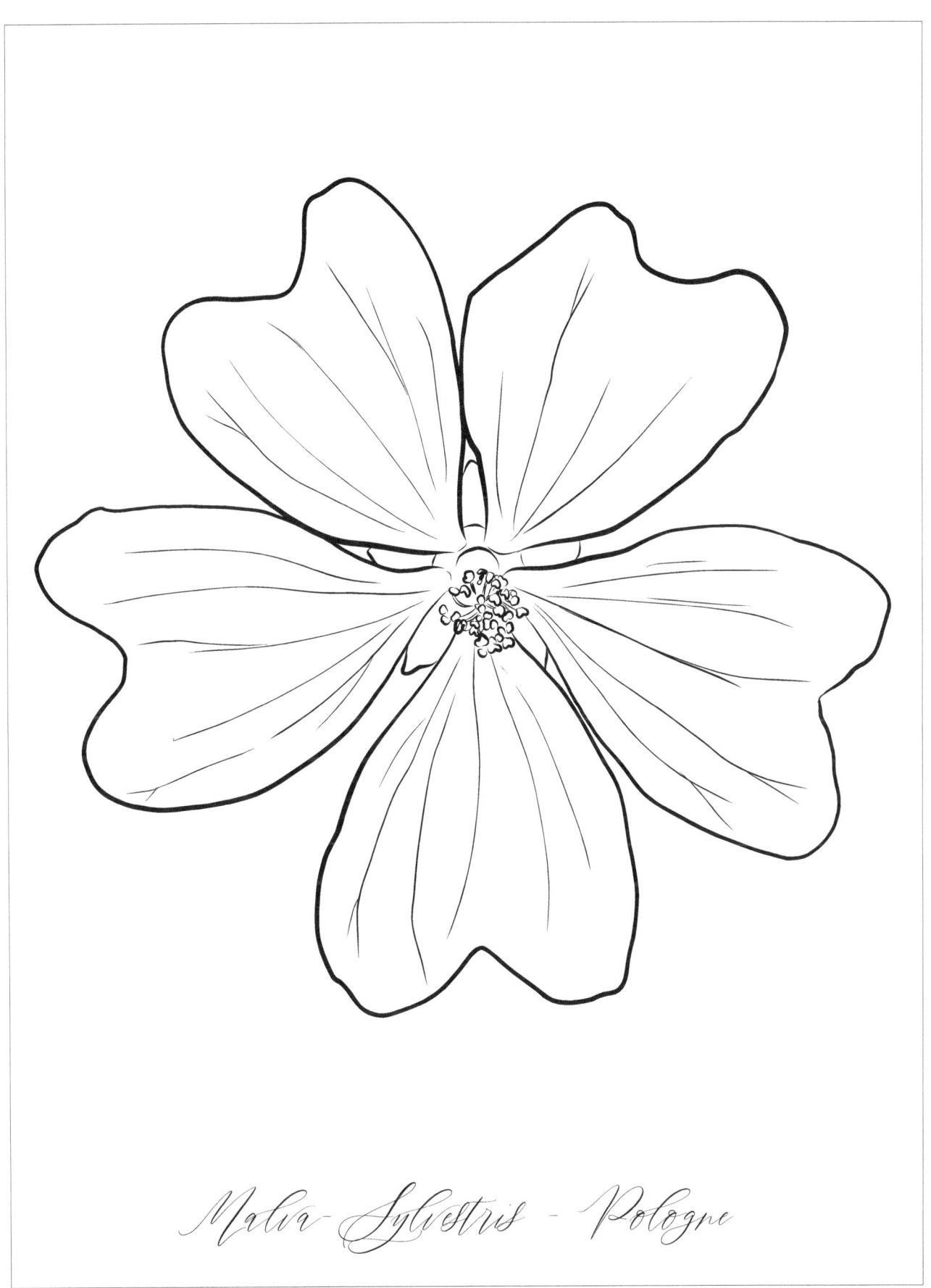

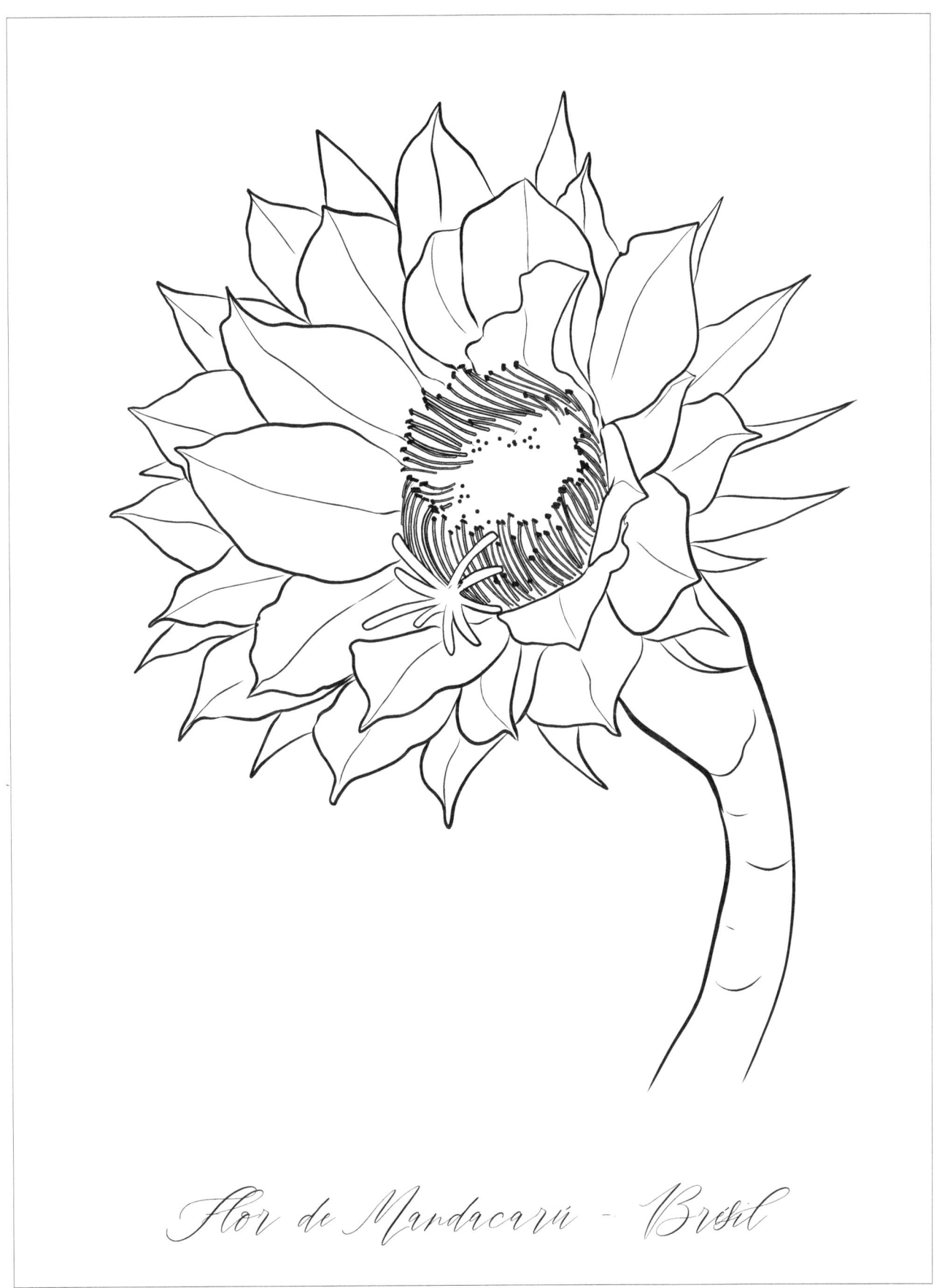

Flor de Mandacarú – Brésil

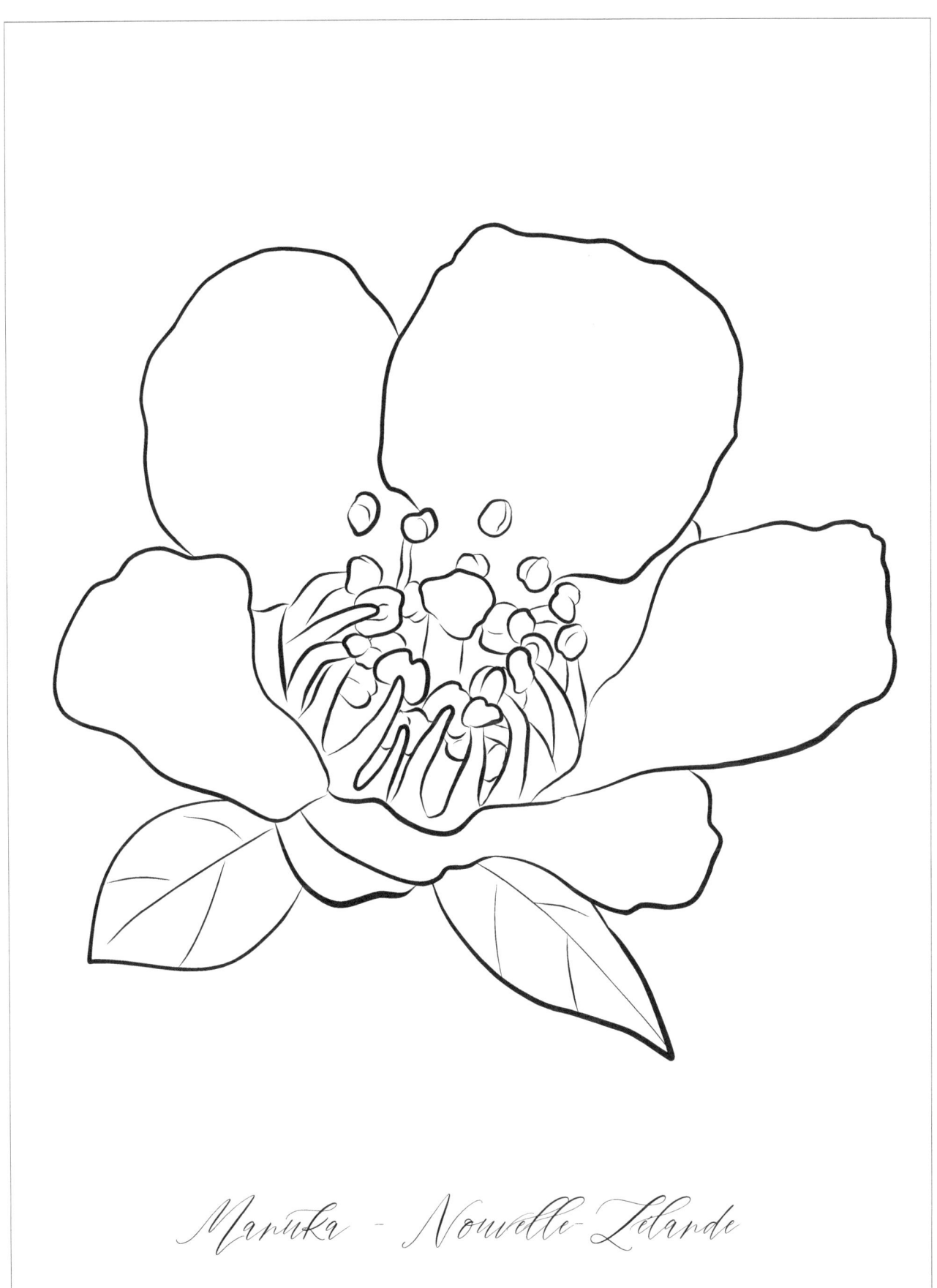

Manuka - Nouvelle-Zélande

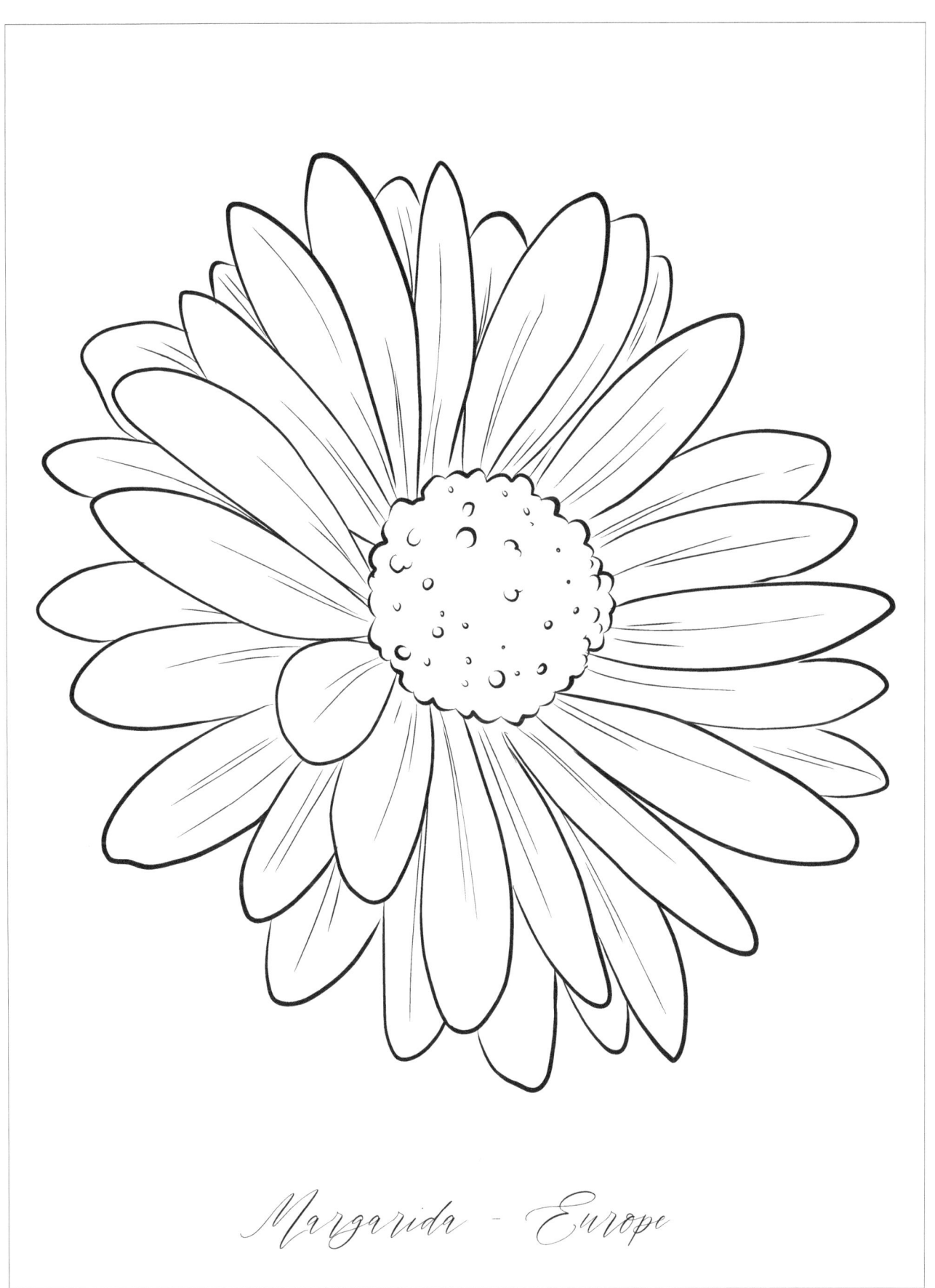

Margarida - Europe

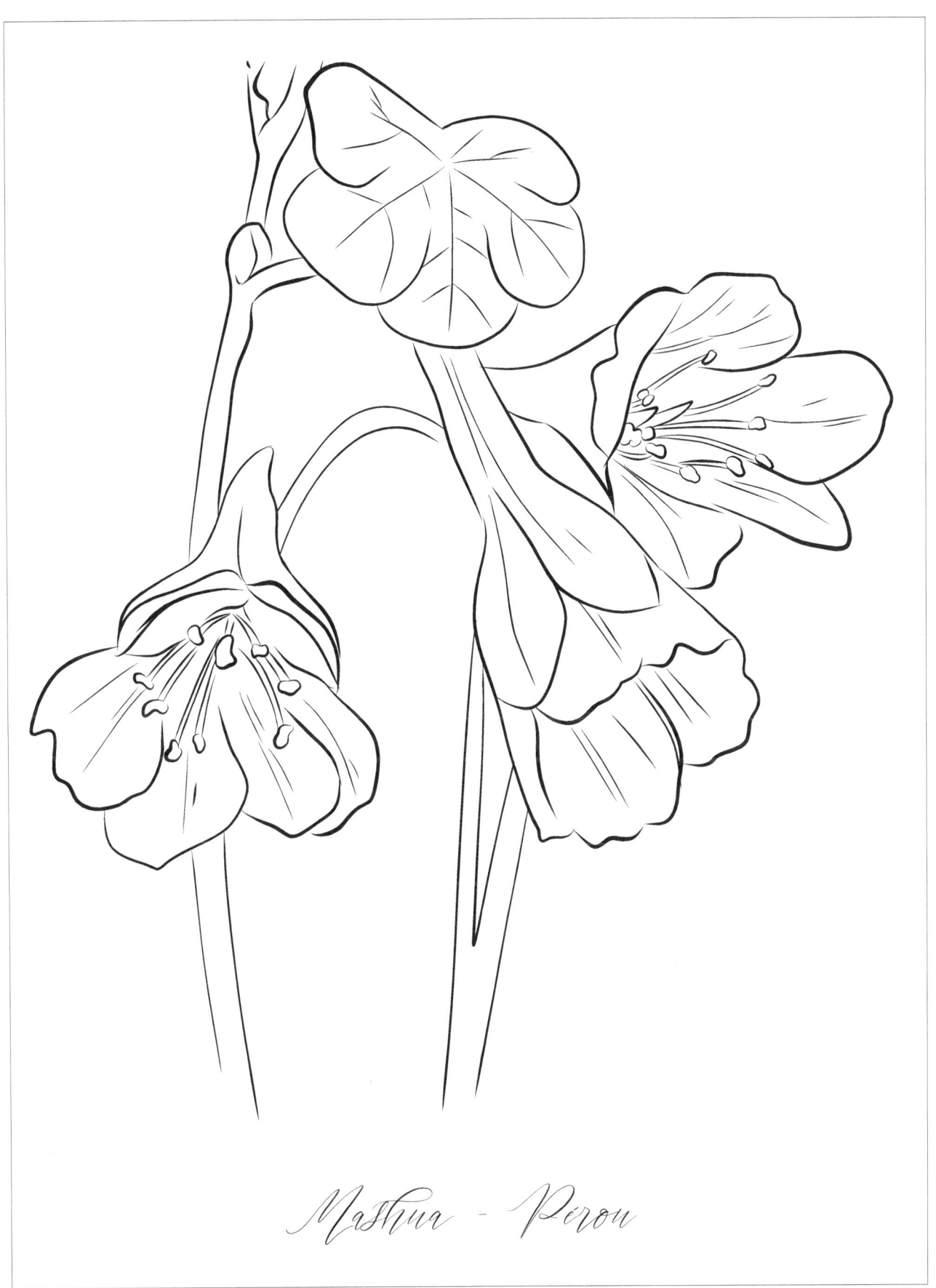

Mashua - Perou

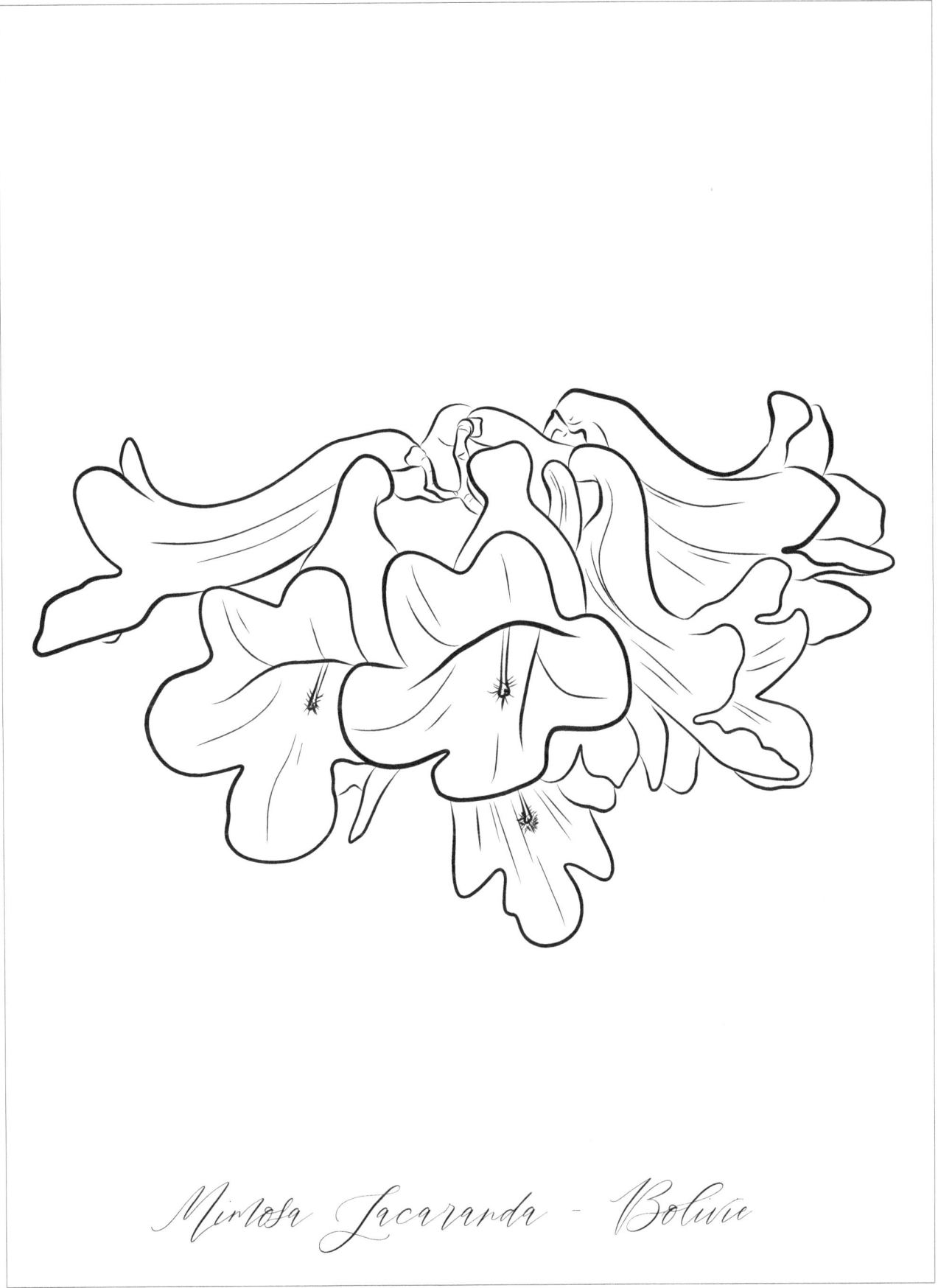

Mimosa Jacaranda - Bolivie

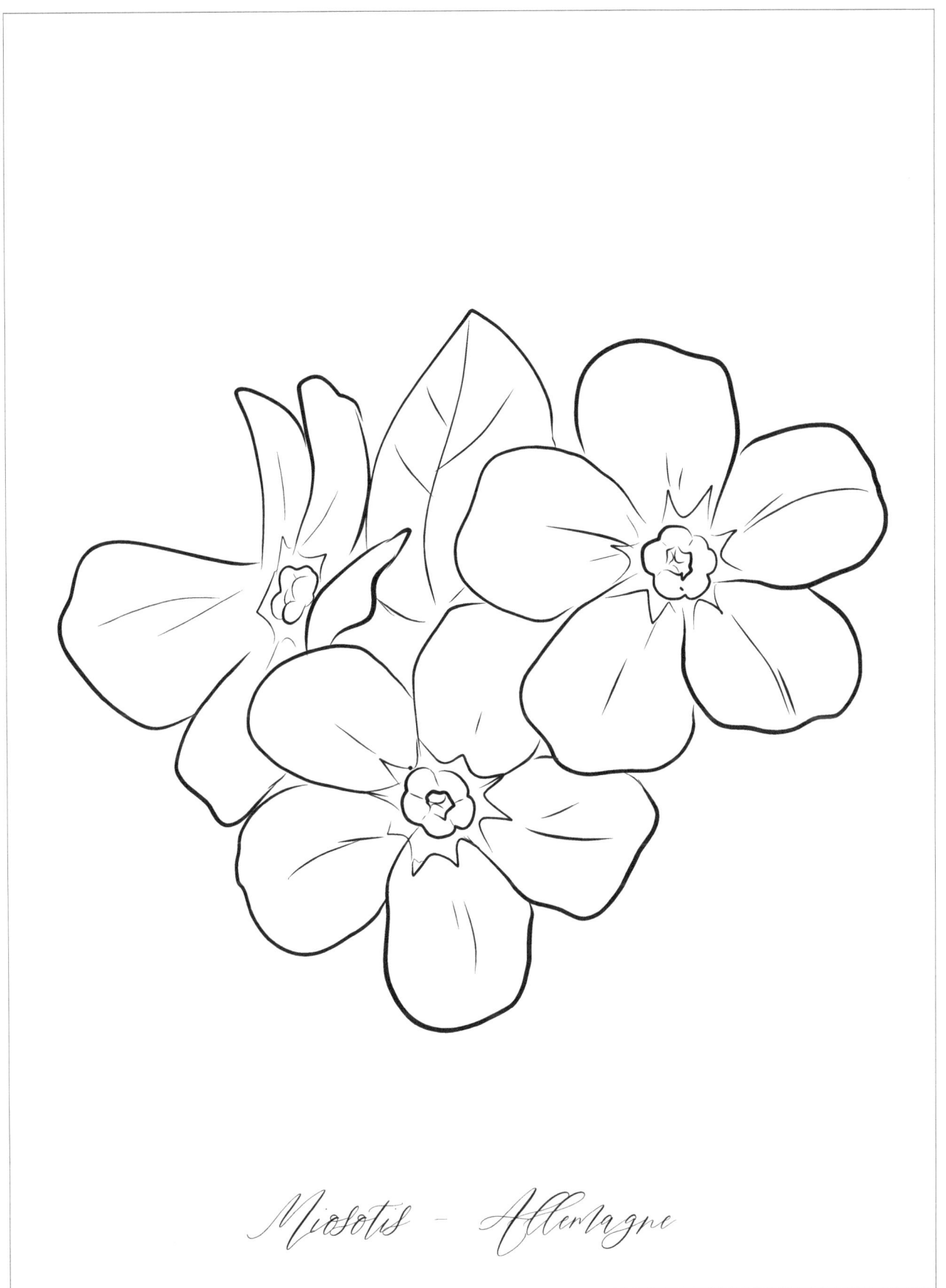

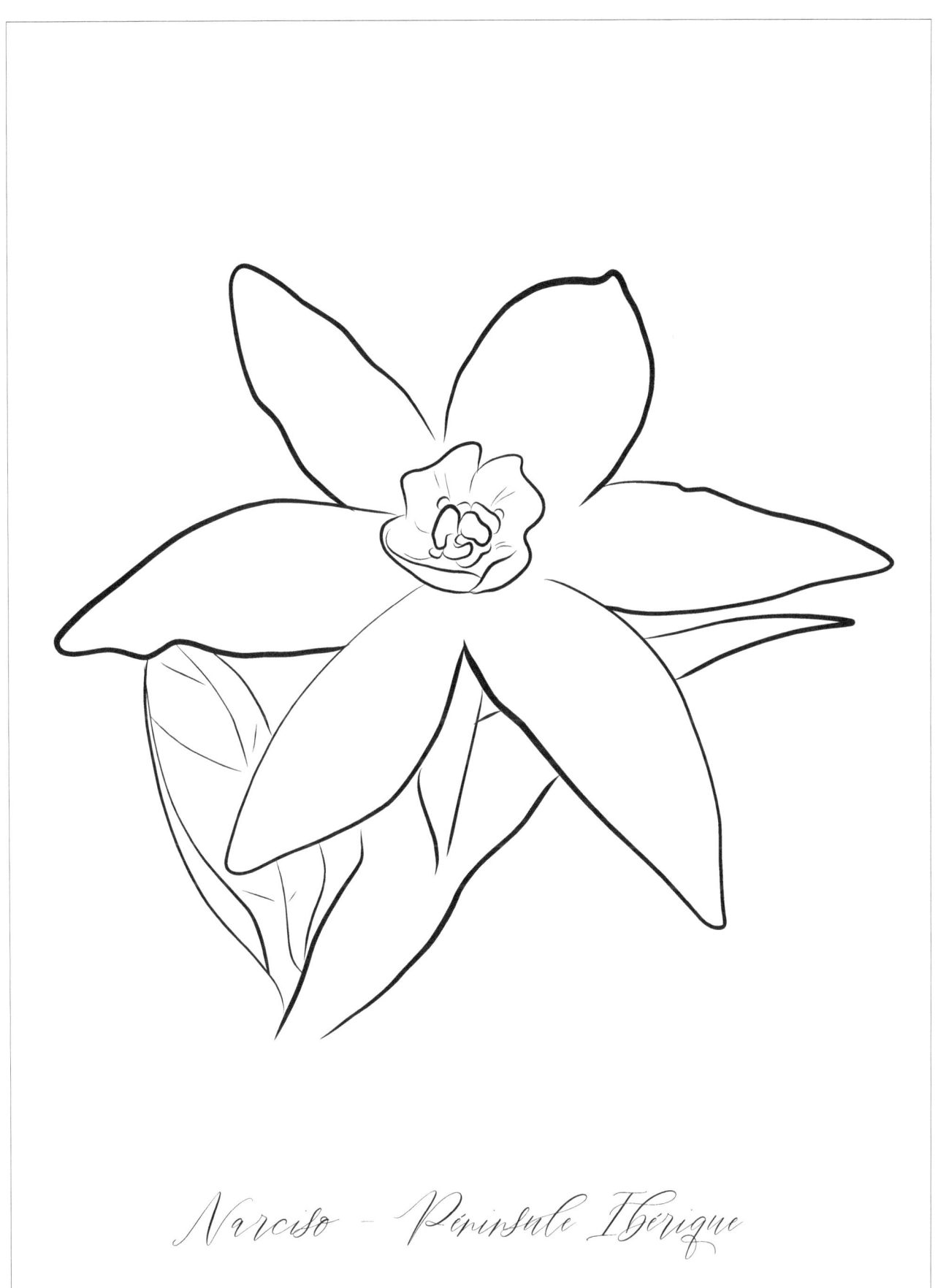

Narciso – Péninsule Ibérique

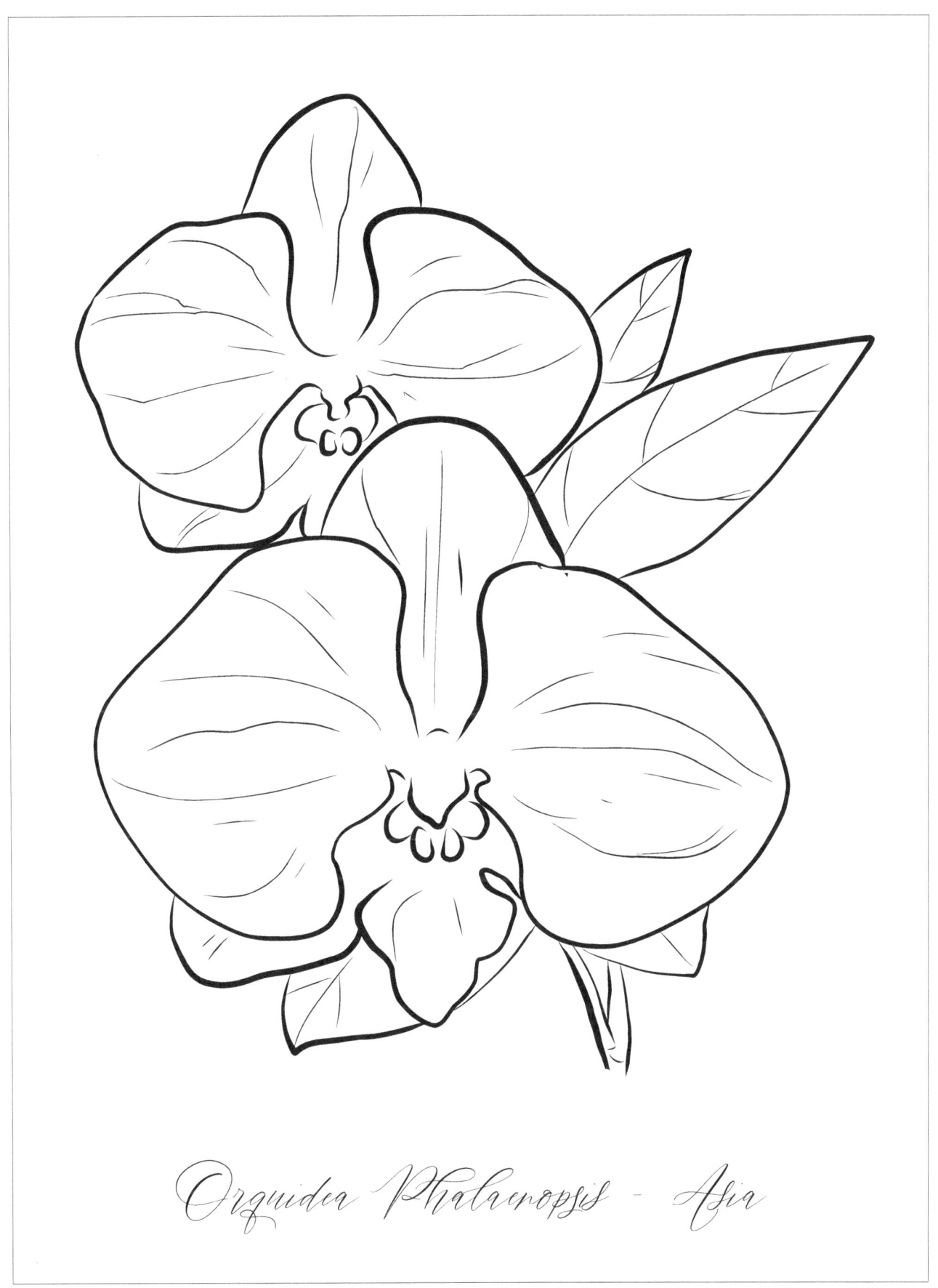

Orquidea Phalaenopsis - Asia

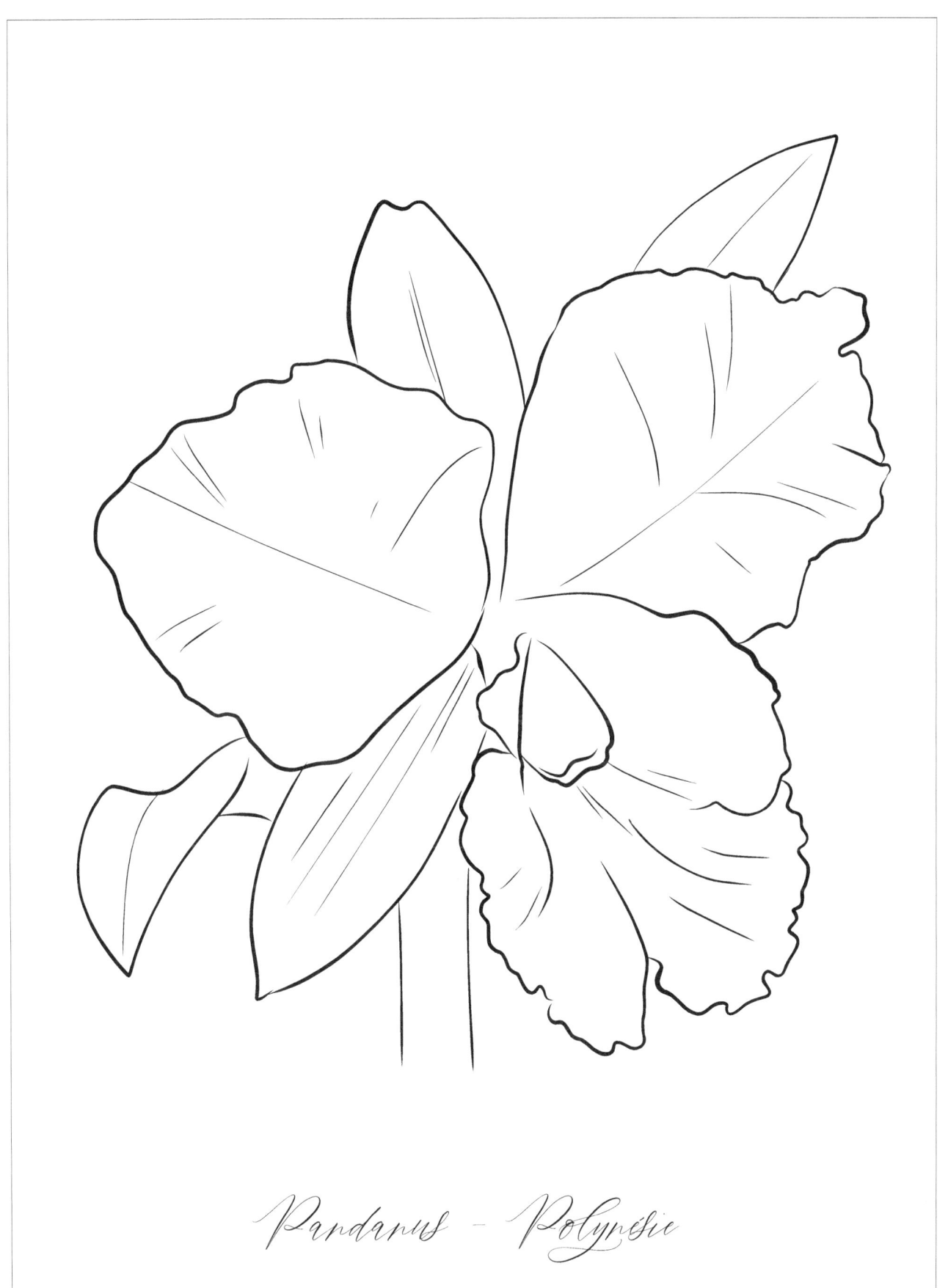

Pandanus – Polynésie

Imagination Olfactive

Regardez la fleur sur la page opposée.

- Fermez les yeux
- Imaginez l'odeur de cette fleur
- Imaginez sa couleur

La Respiration de Réinitialisation

Inspirez profondément (par le nez), retenez votre souffle pendant 2 secondes et expirez en poussant un long soupir. Faites-le simplement, intentionnellement. Lorsque vous expirez, chassez cette inquiétude. Repoussez cette douleur. Inspirez l'odeur pure du Paradis.

Citation *d'affirmation*

Même maintenant, je peux choisir le calme.

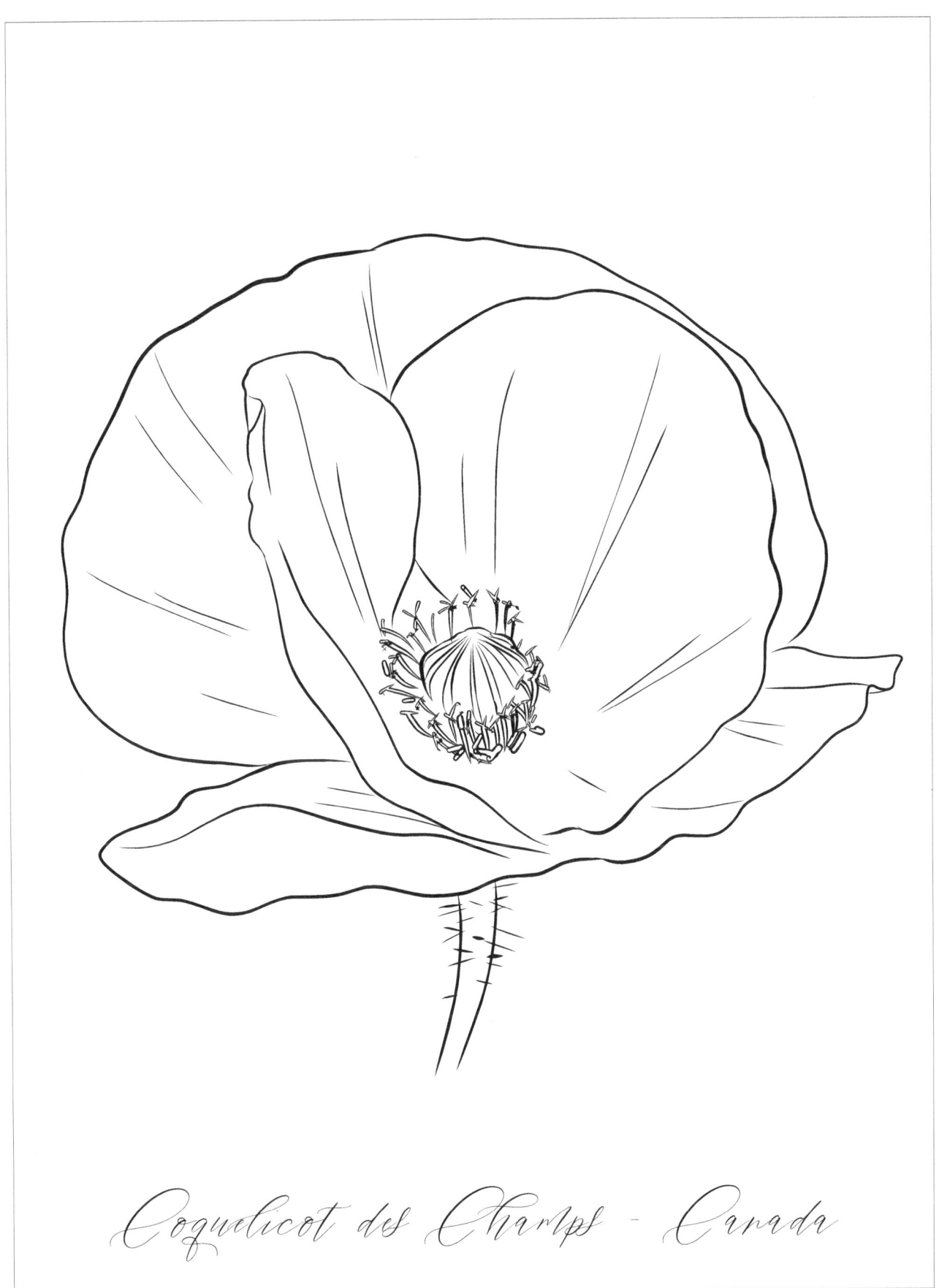

Coquelicot des Champs - Canada

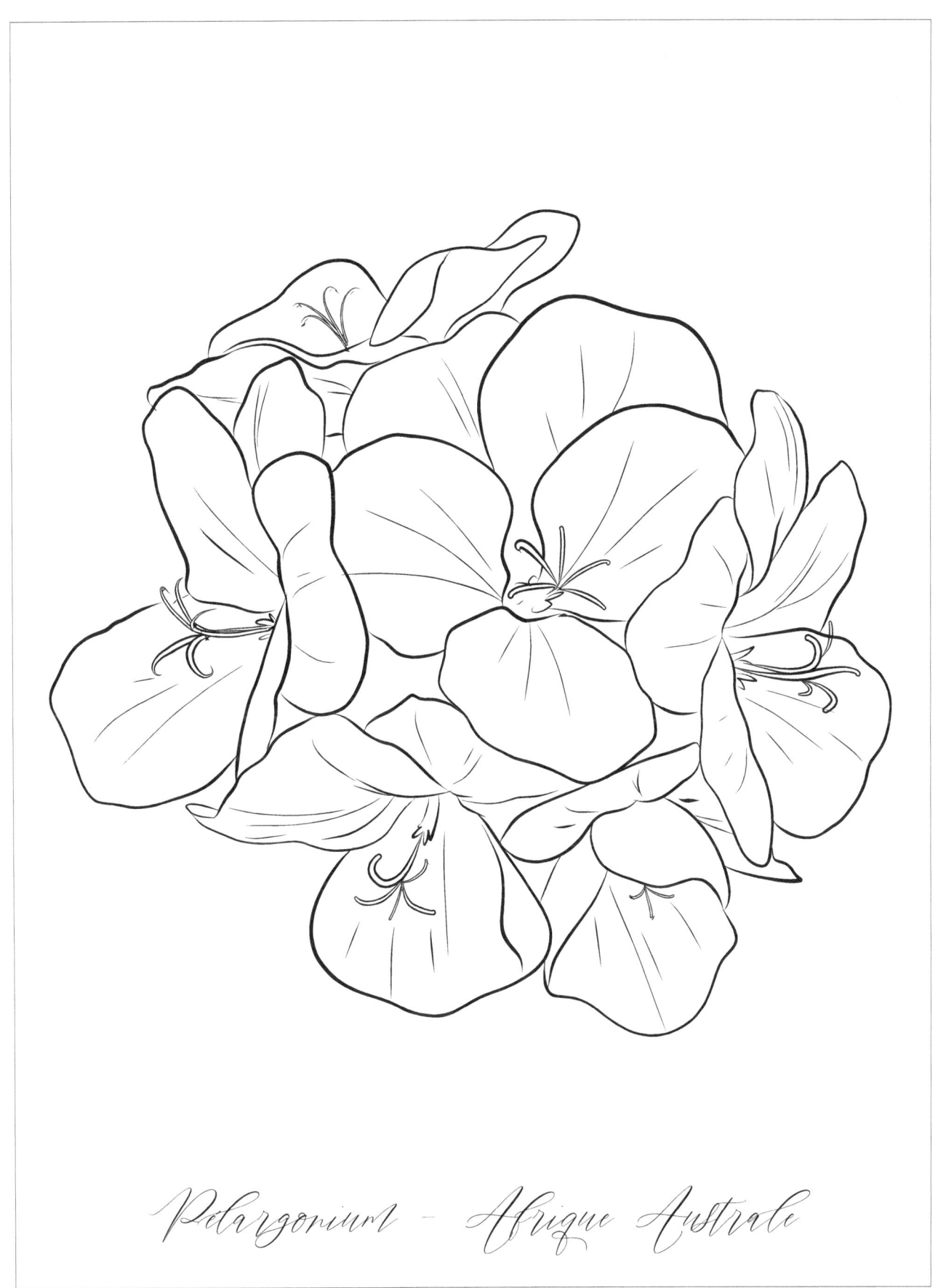

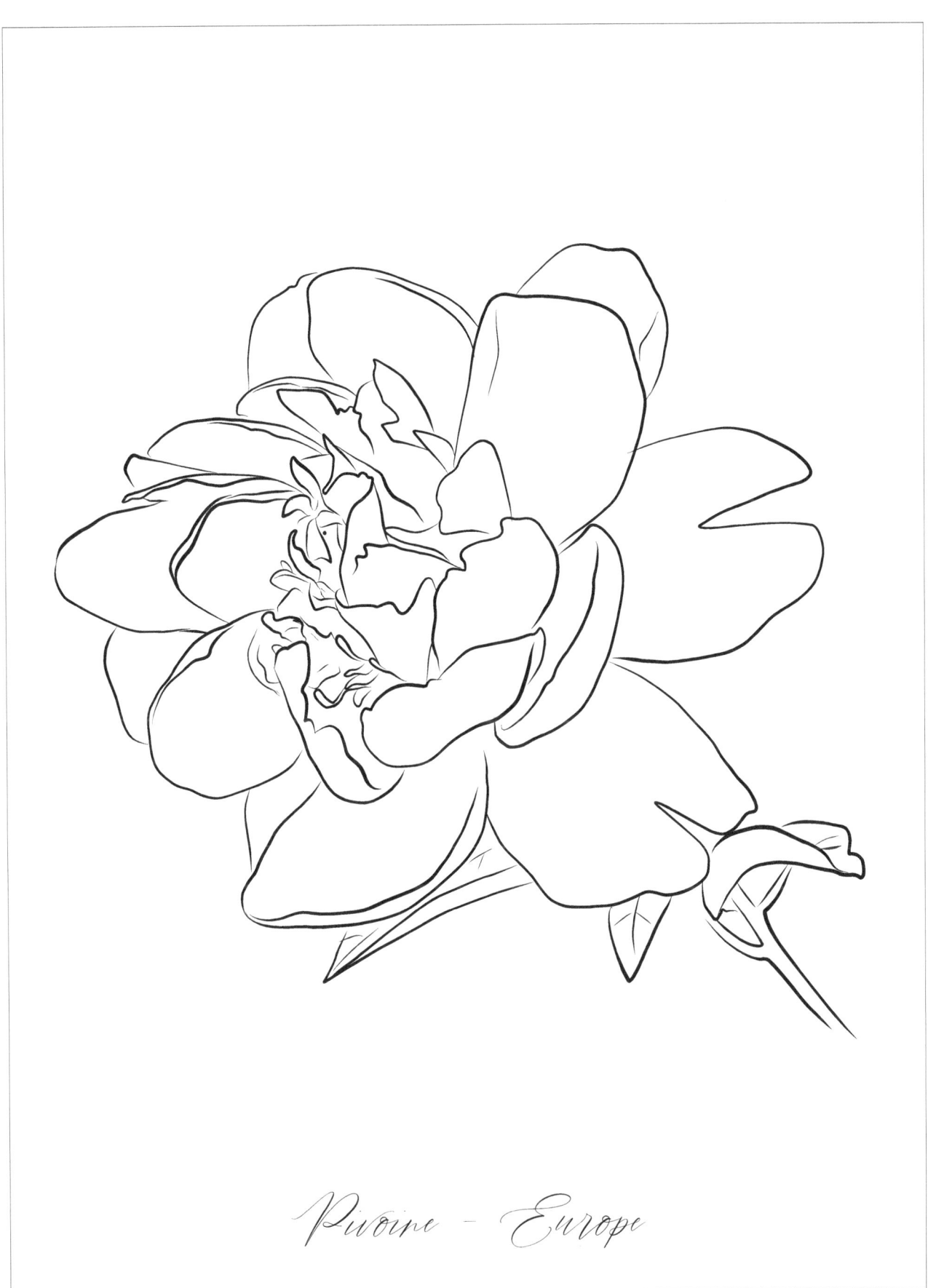

Pivoine – Europe

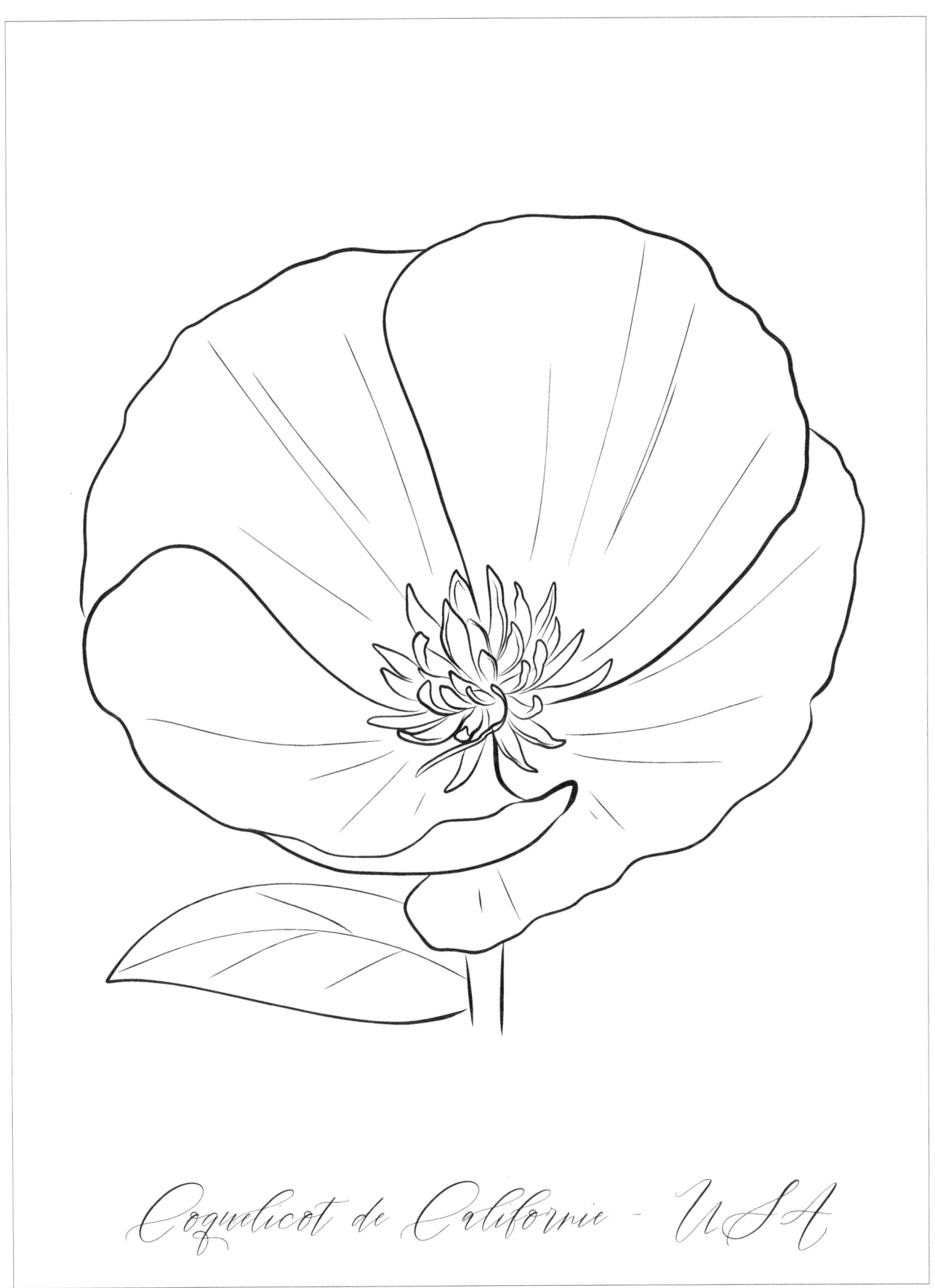

Coquelicot de Californie – USA

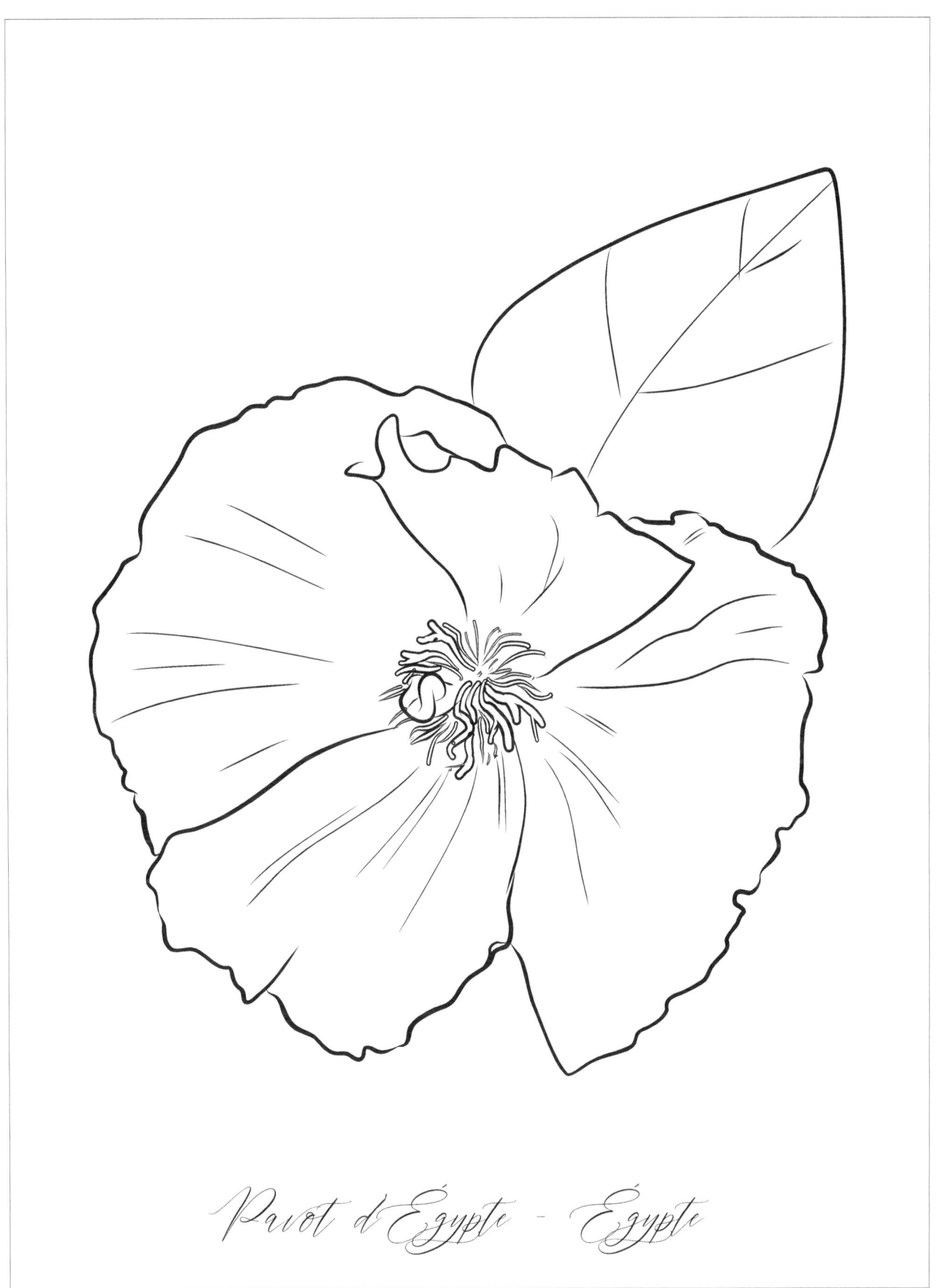

Pavot d'Égypte - Égypte

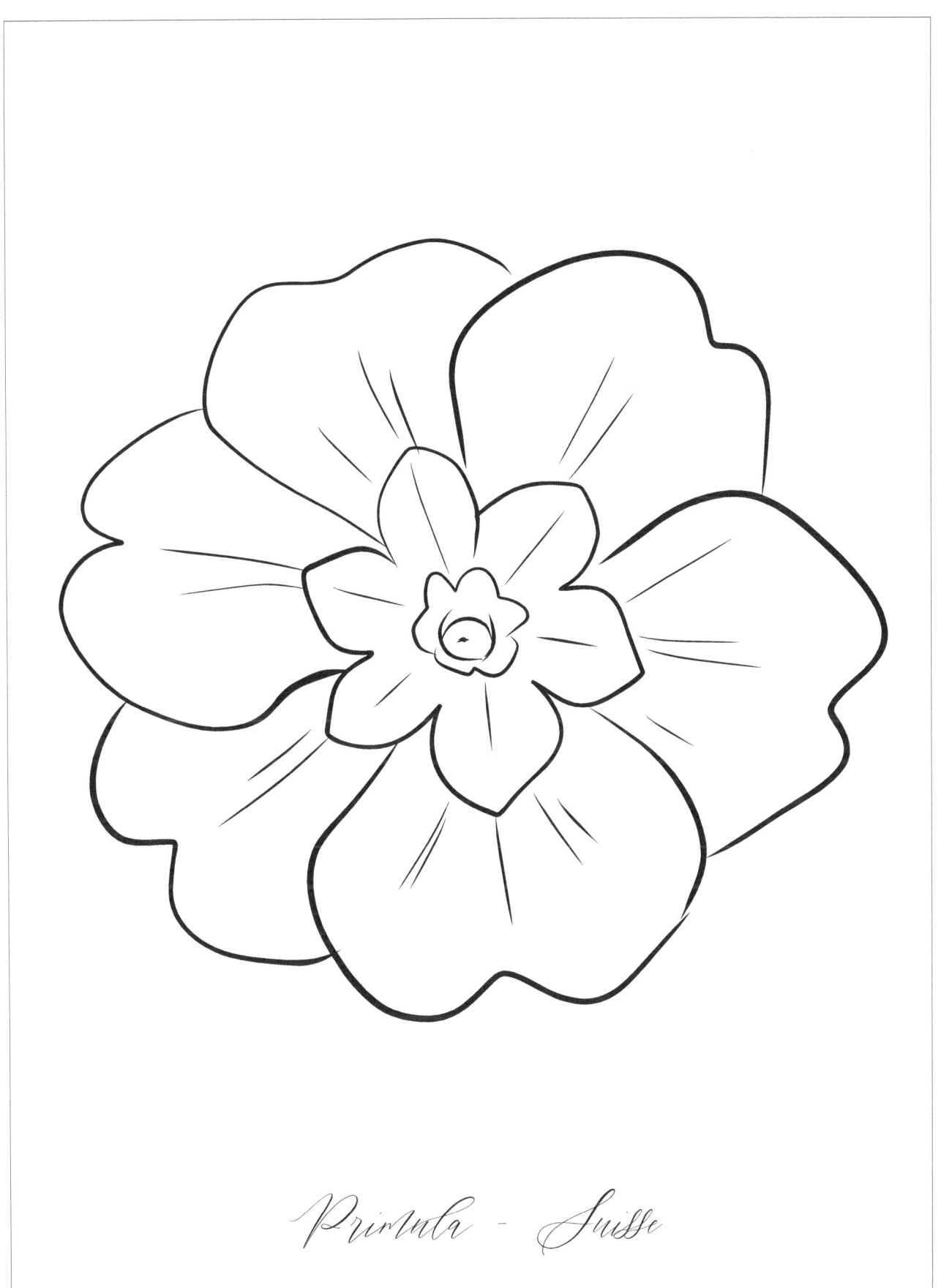

Primula - Suisse

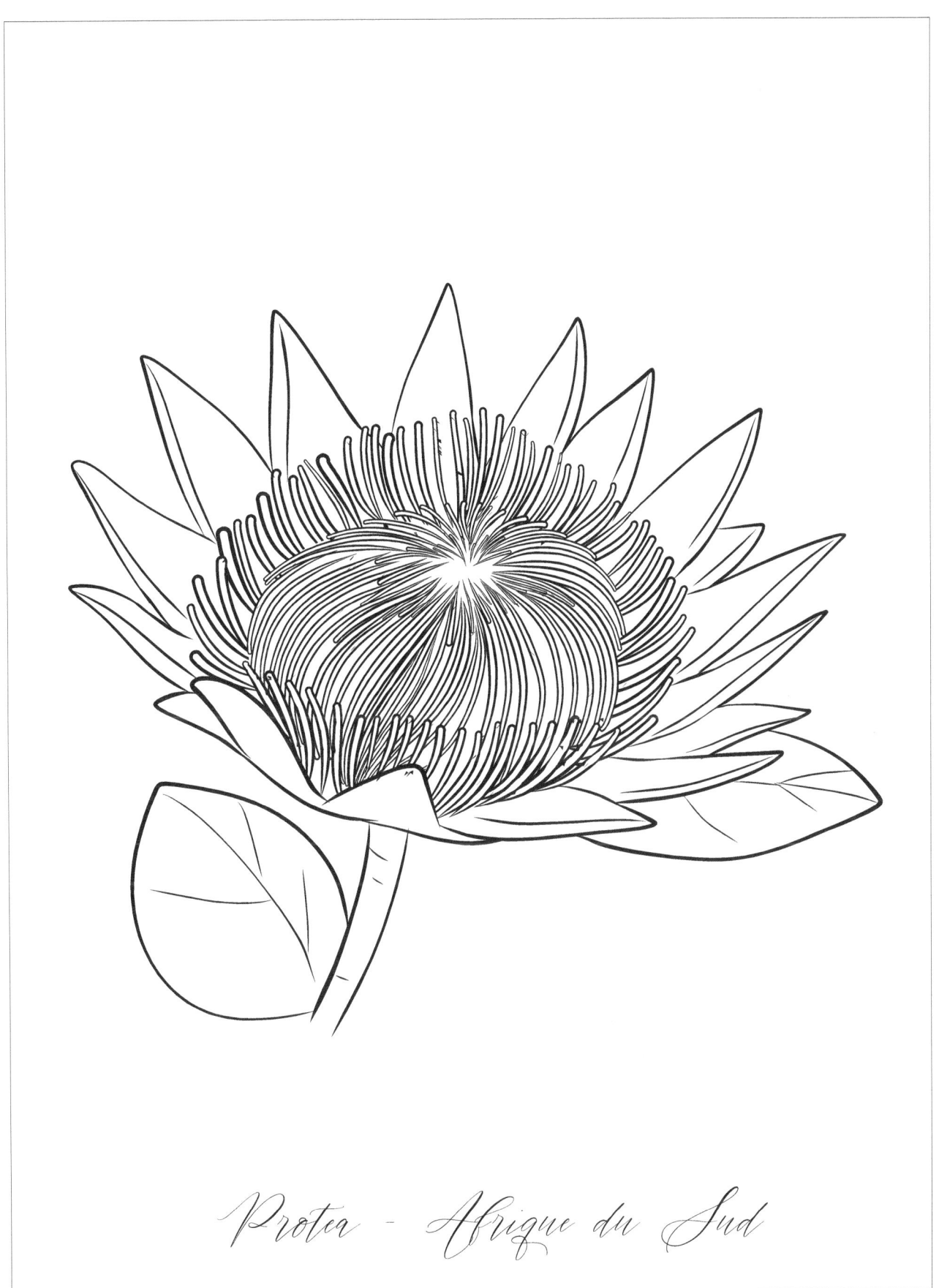

Protea — Afrique du Sud

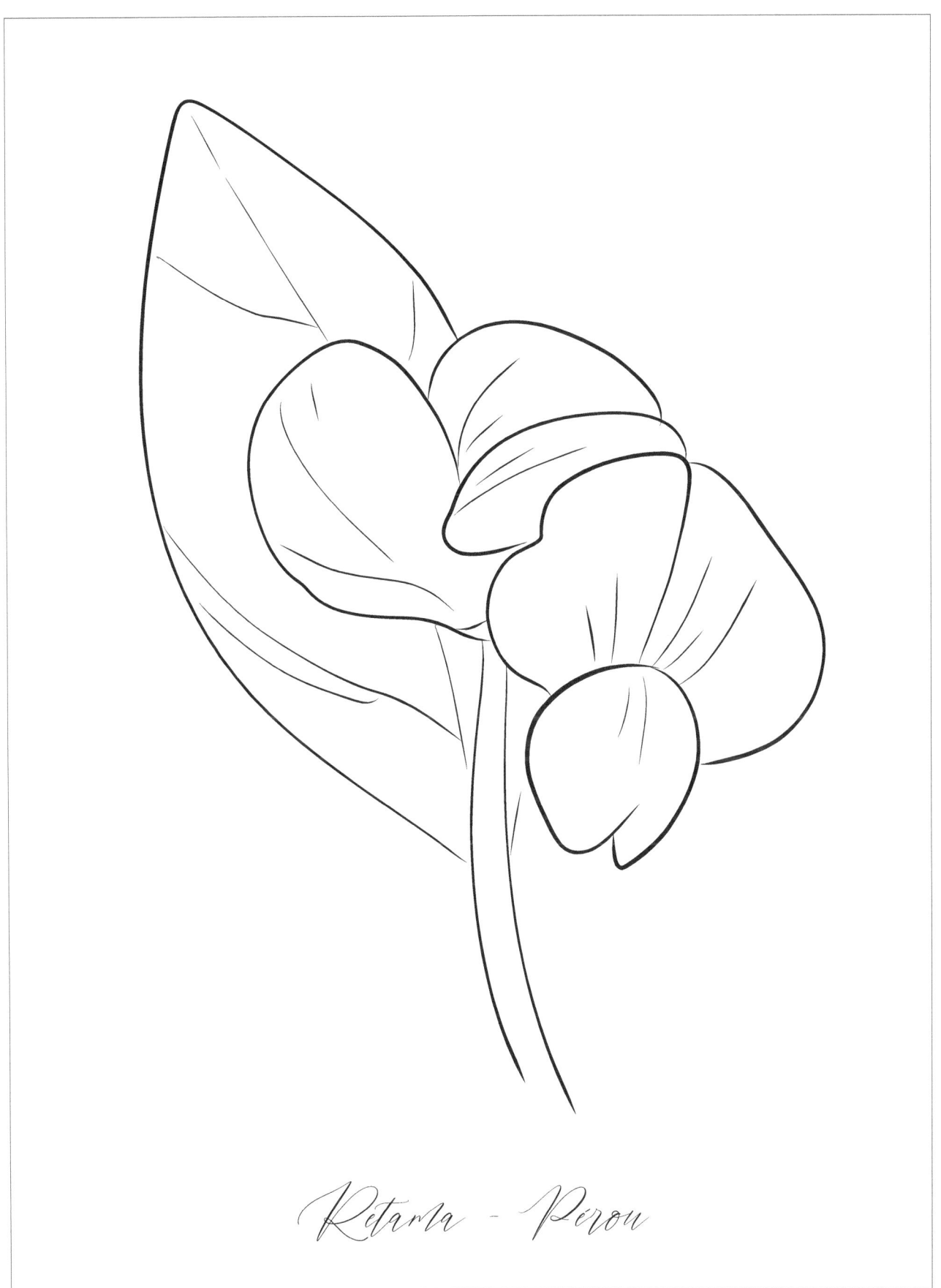

Retama - Perou

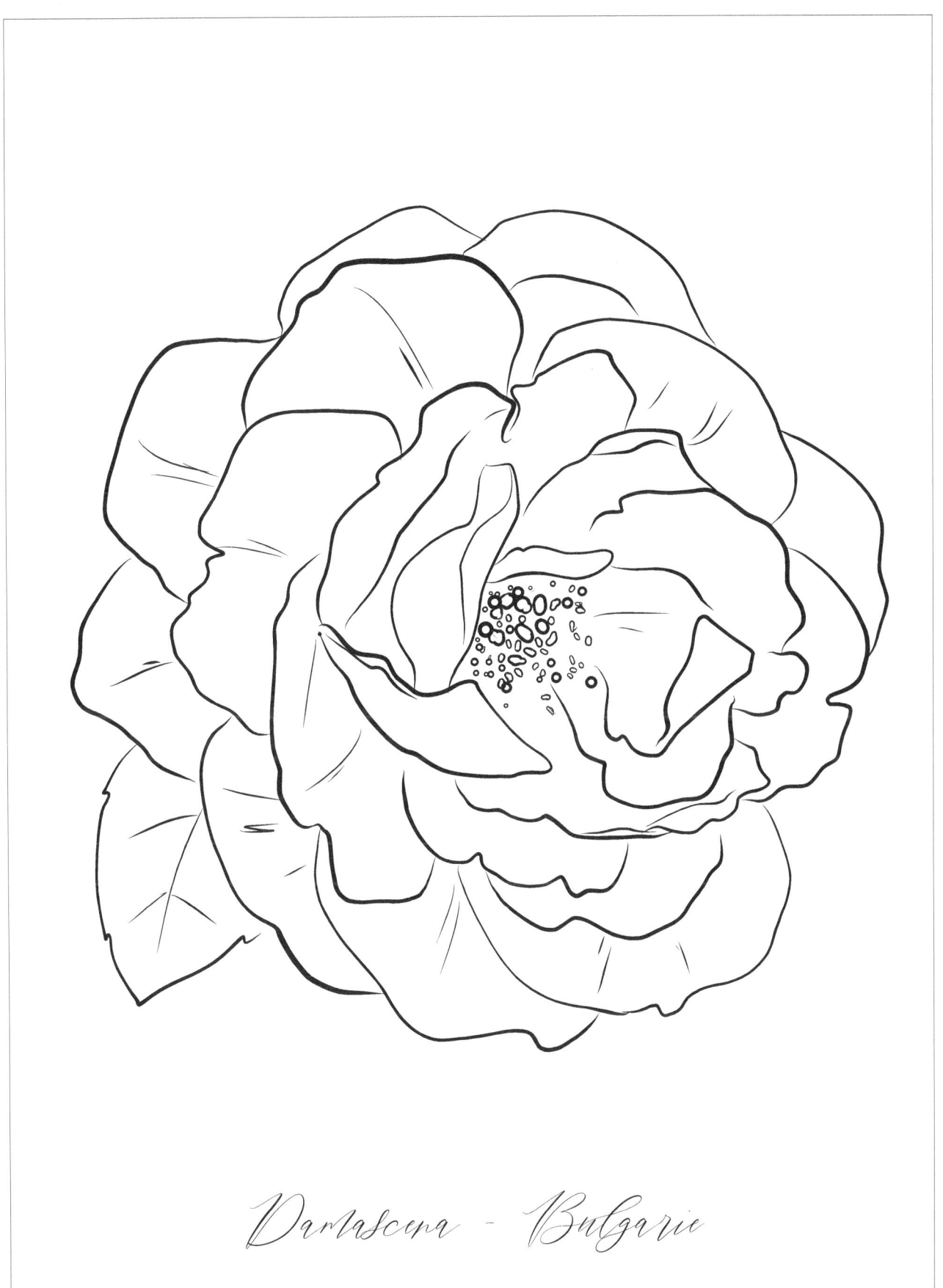

Damascena - Bulgarie

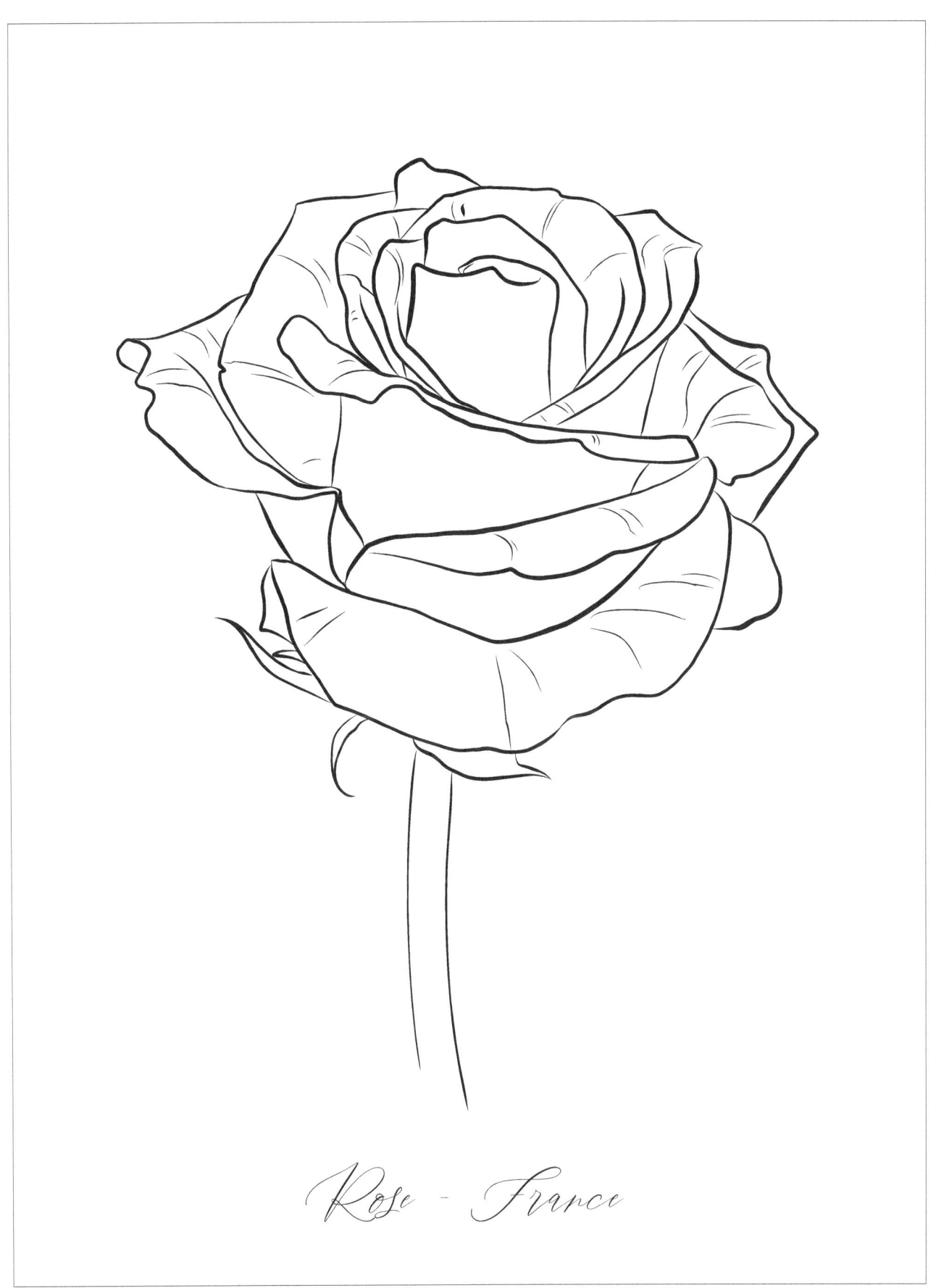

Imagination Olfactive

Regardez la fleur sur la page opposée.

- Fermez les yeux
- Imaginez l'odeur de cette fleur
- Imaginez sa couleur

Trois Respirations de Gratitude

À chacune des trois respirations profondes, nommez en silence une chose pour laquelle vous êtes reconnaissant(e). Qu'elle soit grande ou petite.

Citation *d'affirmation*

Ma respiration est mon refuge. J'y reviens quand le monde me semble trop bruyant, il est apaisant et paisible.

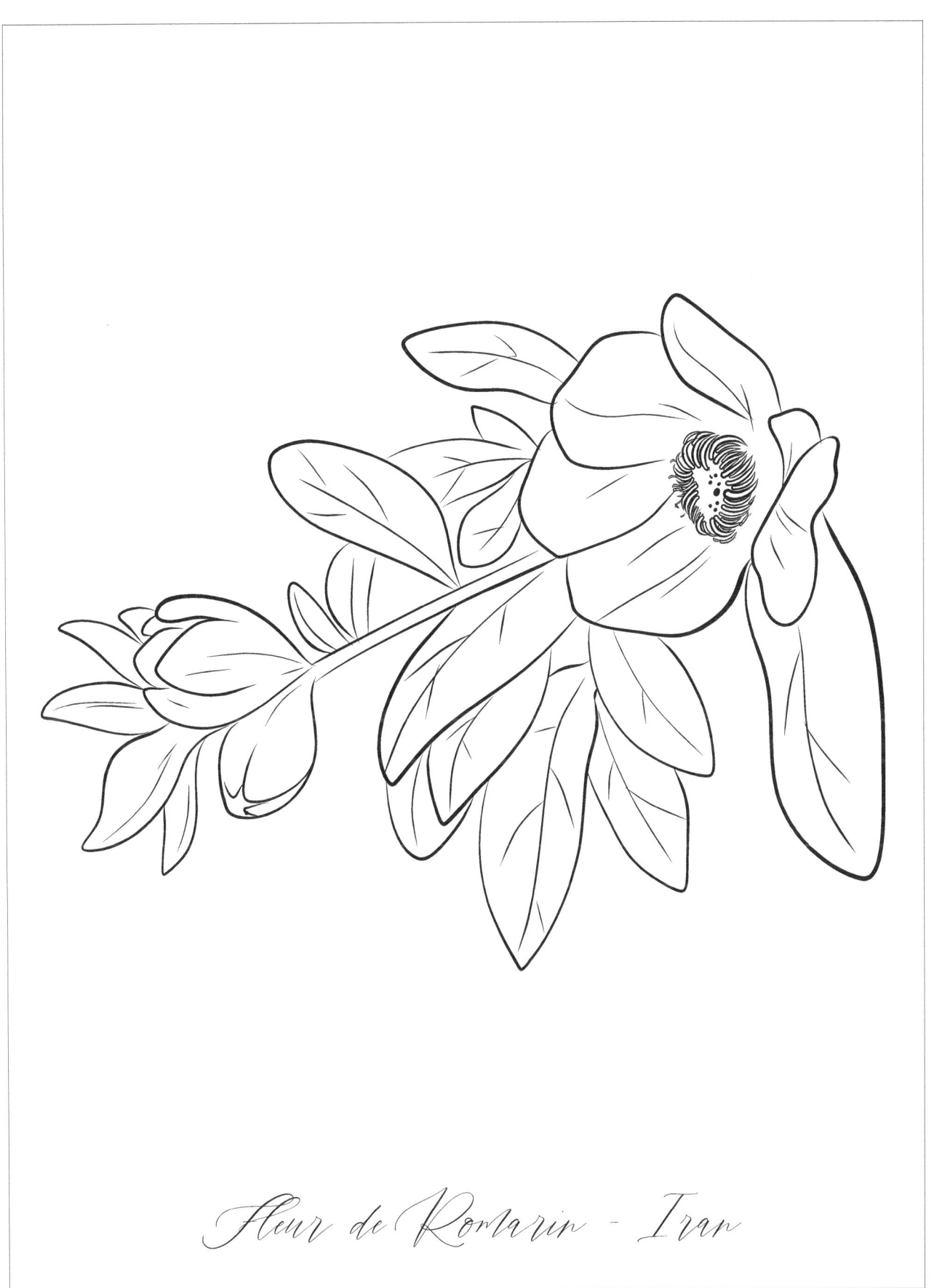

Fleur de Romarin - Iran

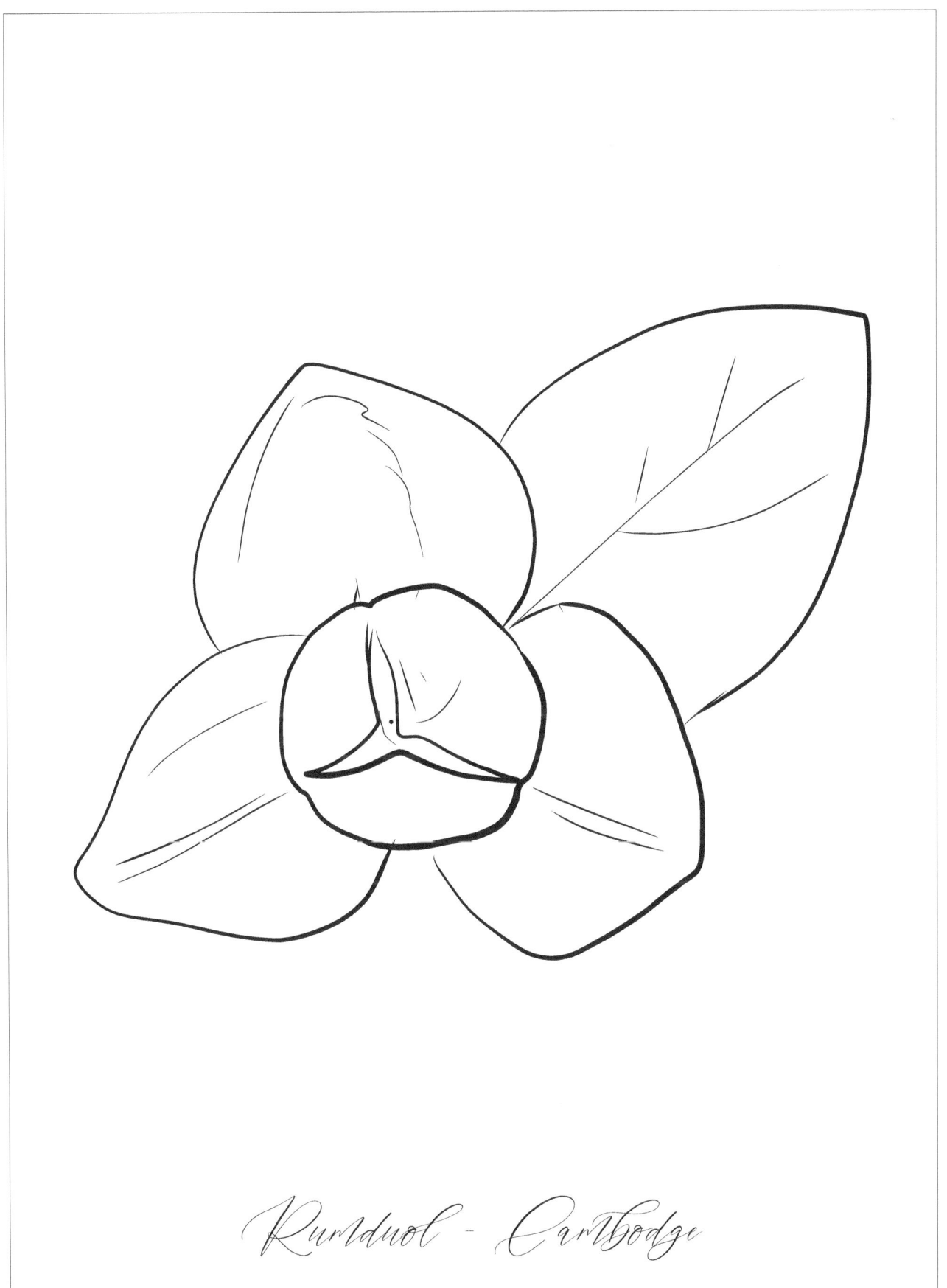

Rumduol - Cambodge

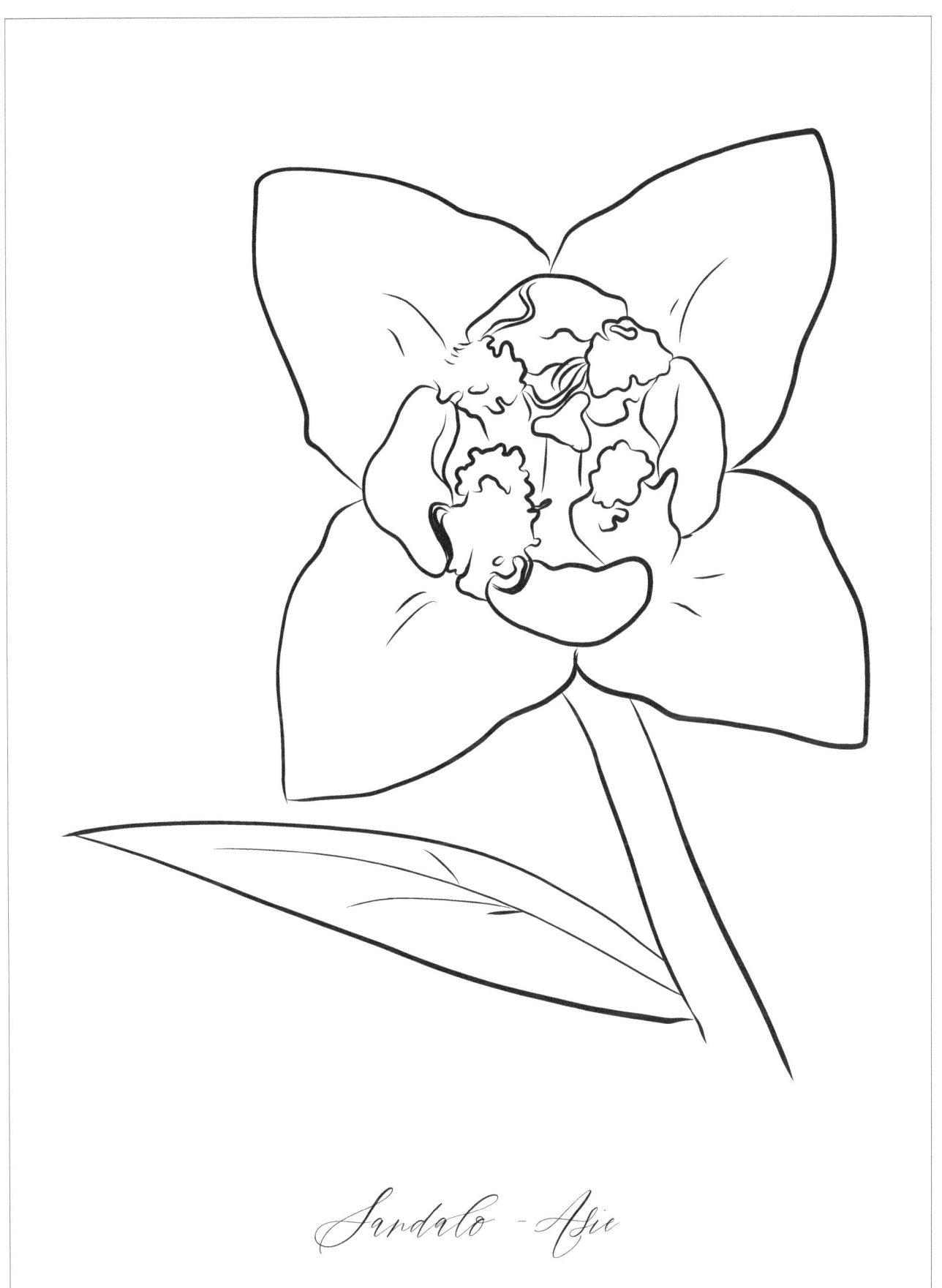

Sandalo - Asie

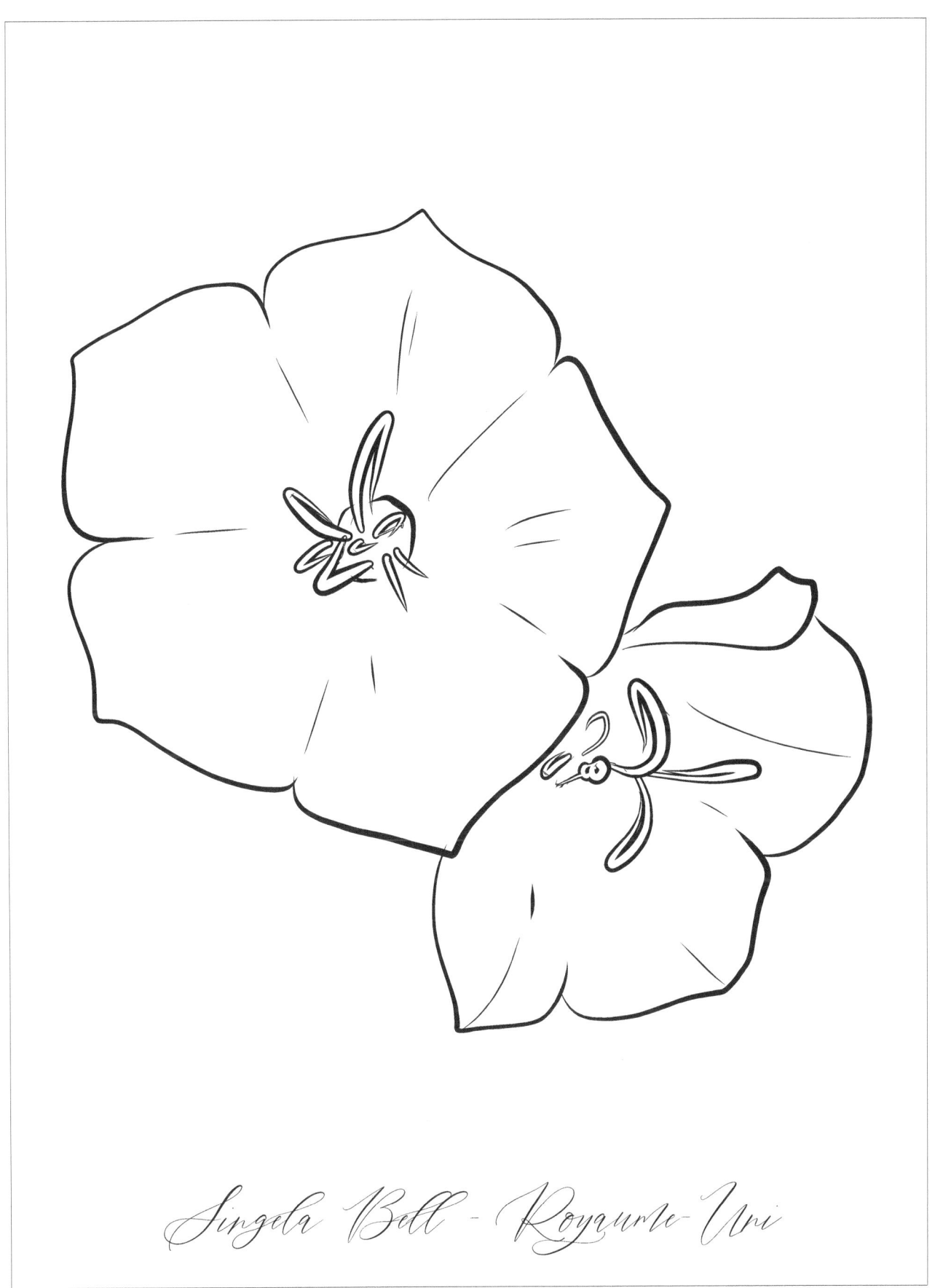

Angela Bell - Royaume-Uni

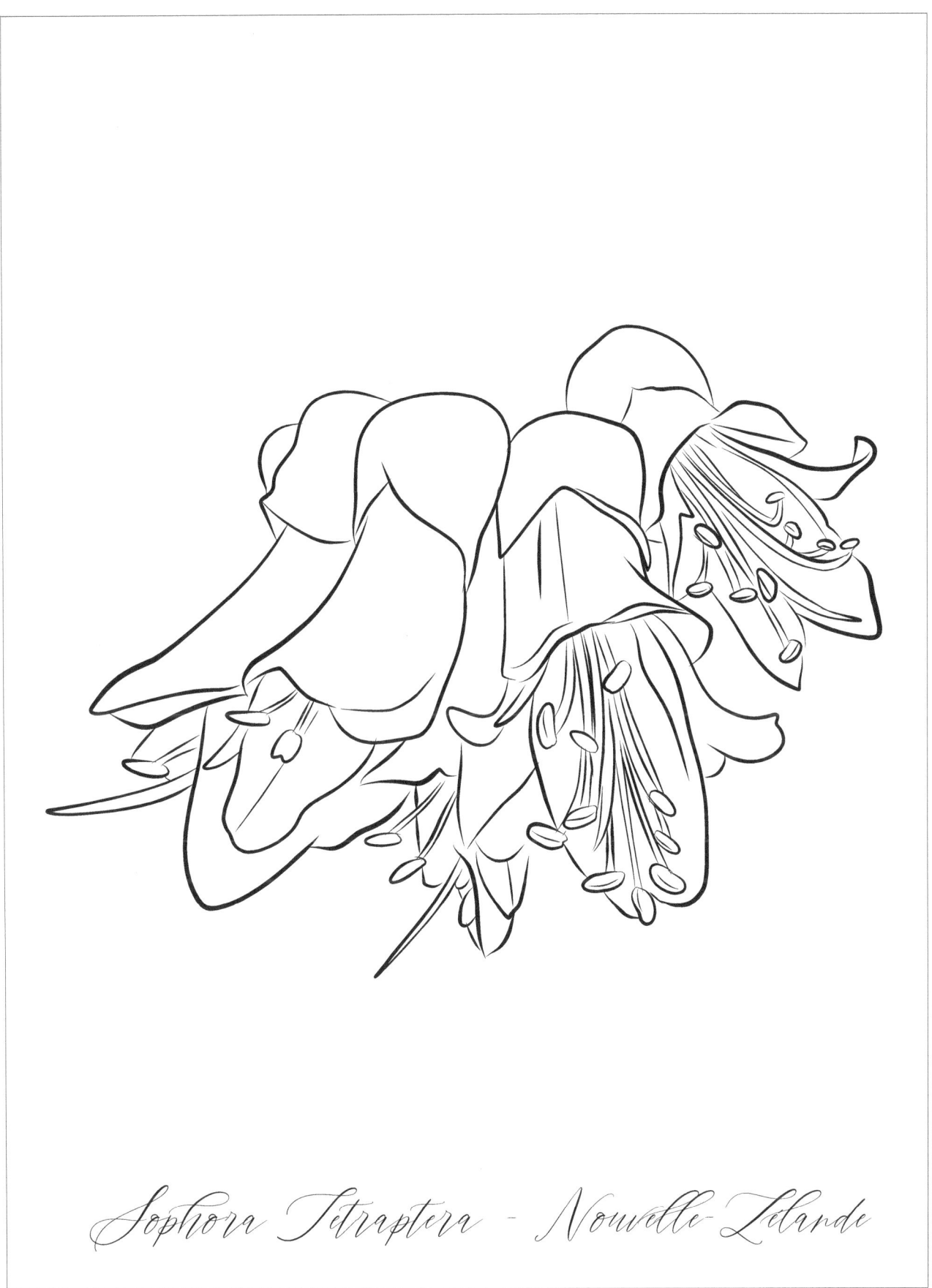

Sophora Tetraptera - Nouvelle-Zélande

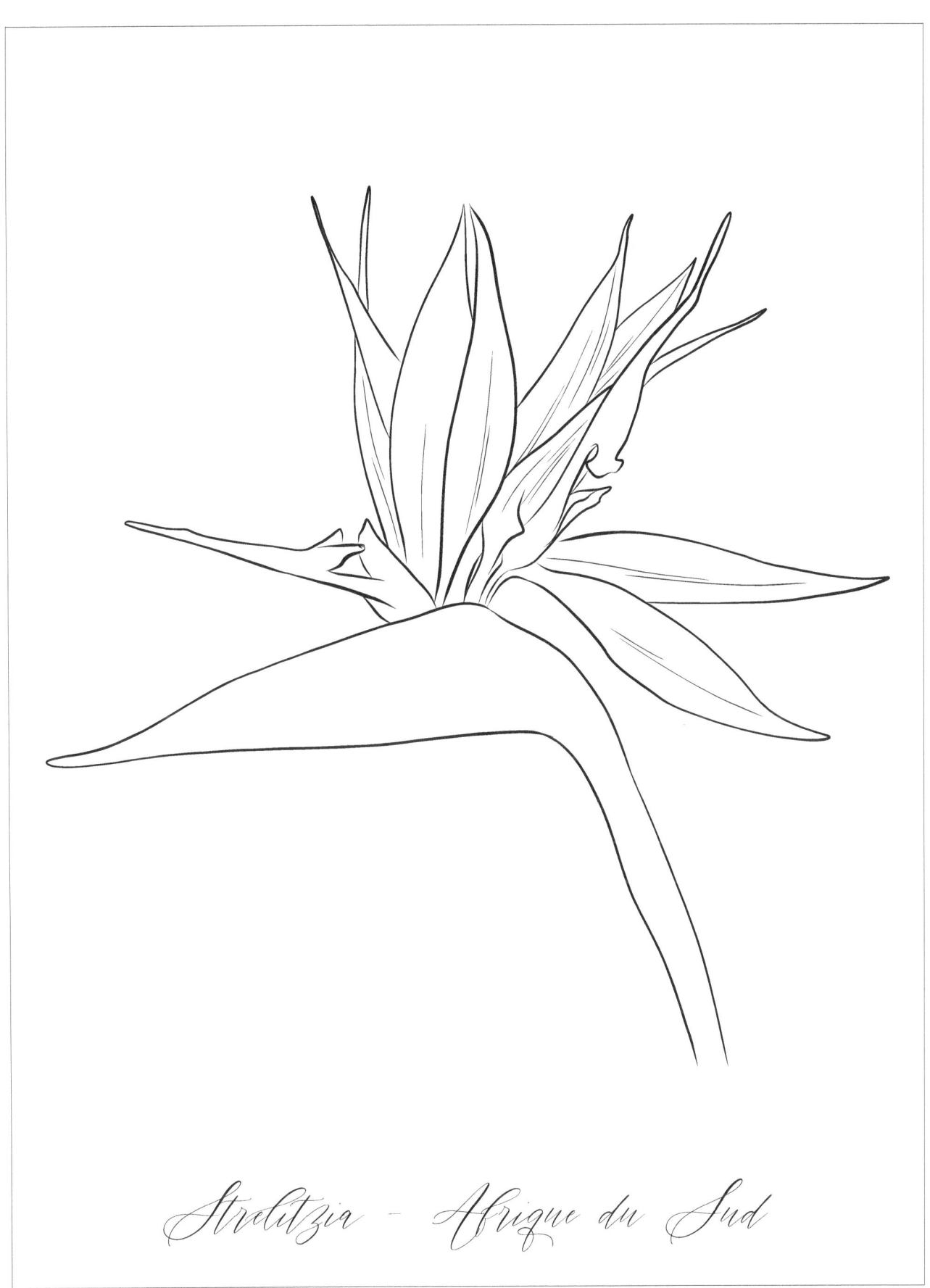

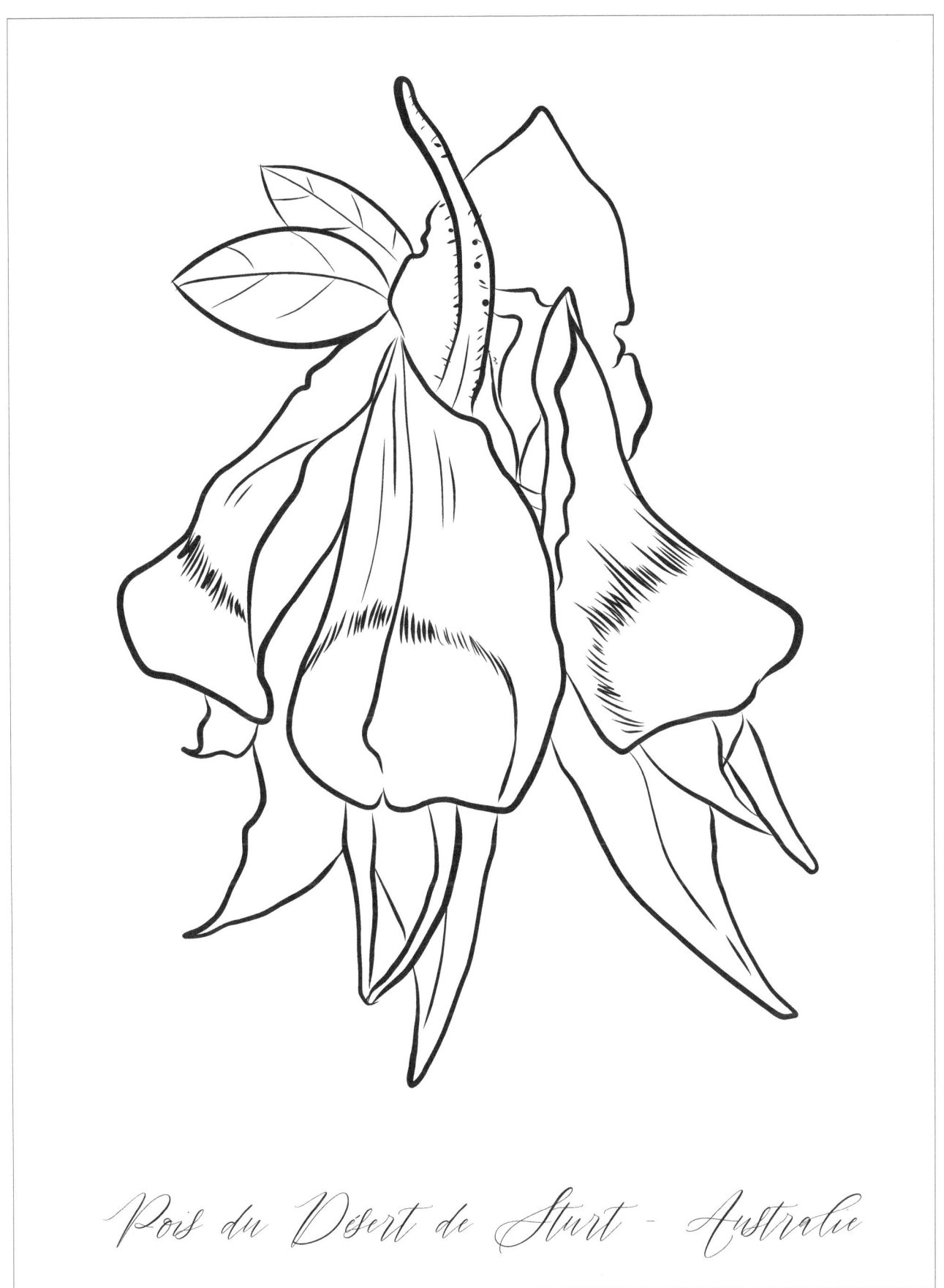

Pois du Désert de Sturt - Australie

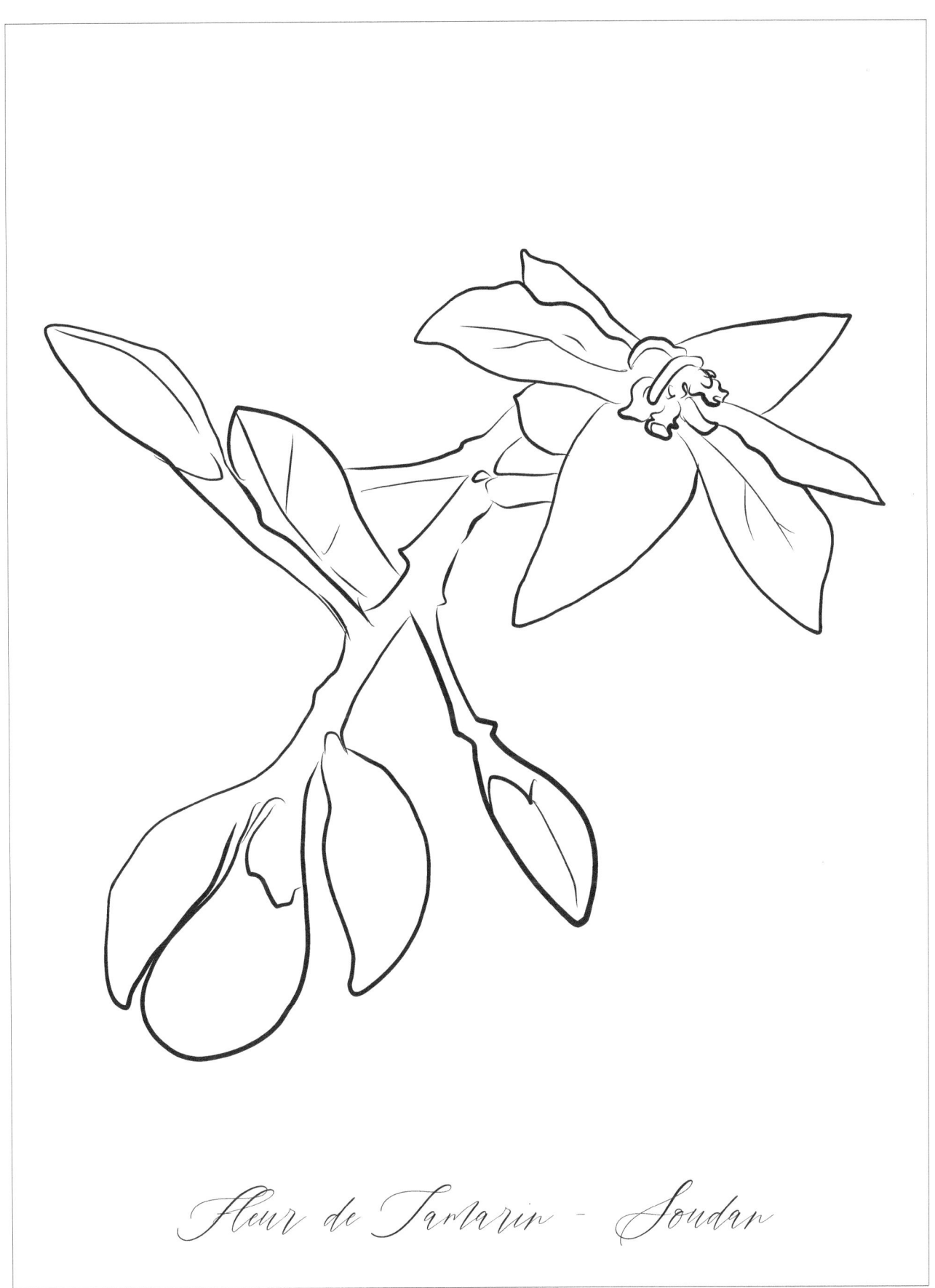

Fleur de Tartarin - Soudan

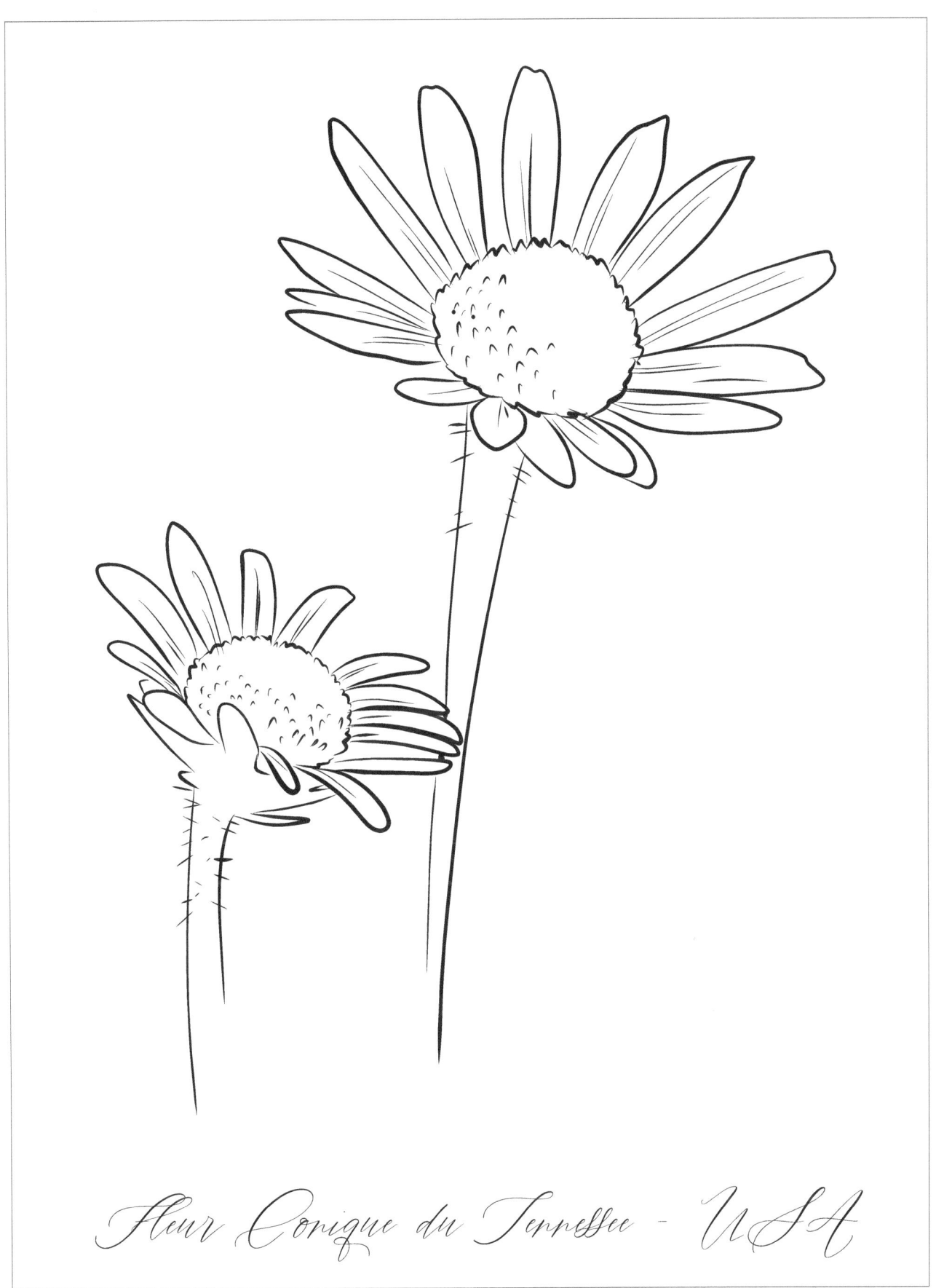
Fleur Conique du Tennessee - USA

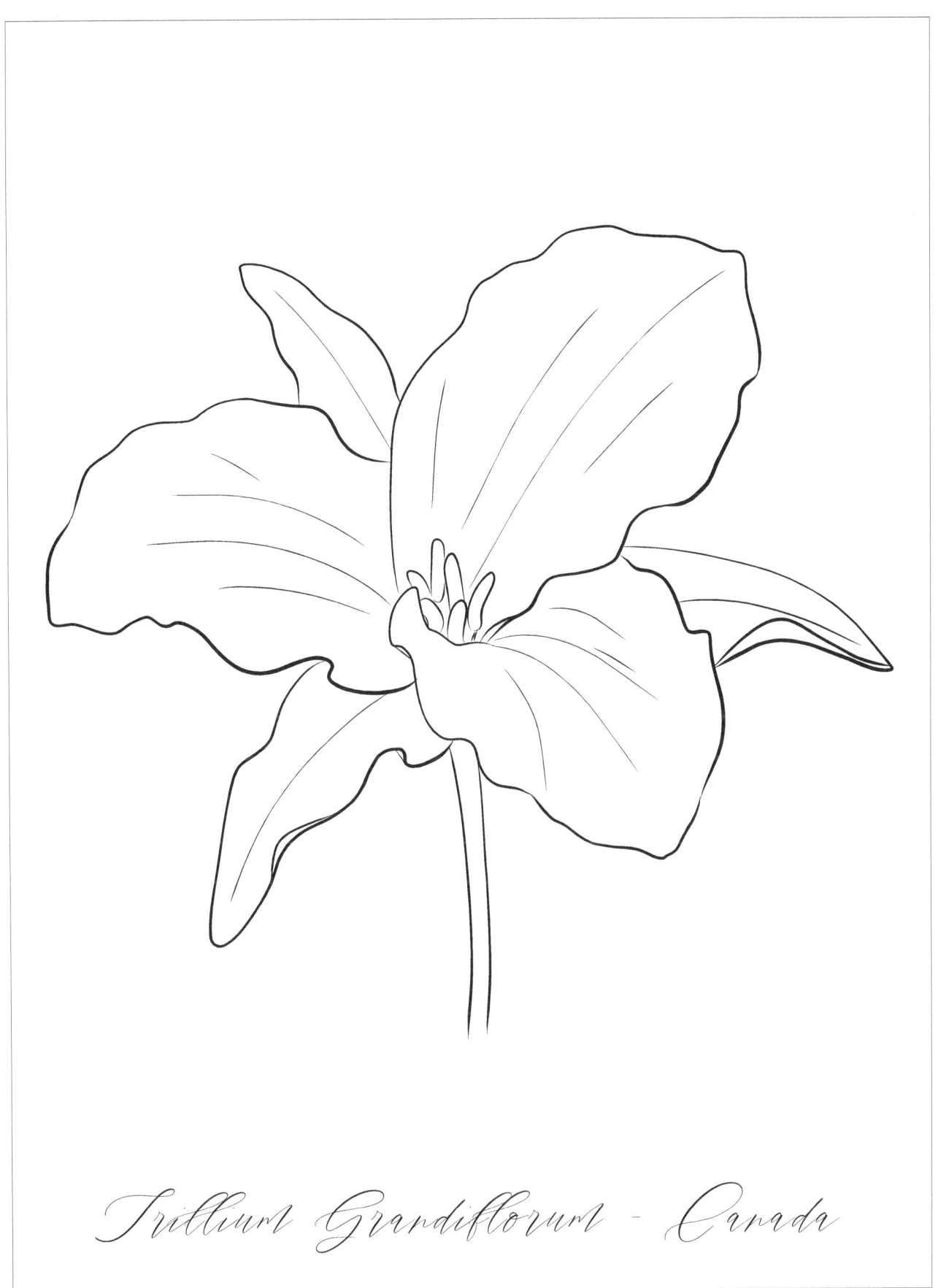

Trillium Grandiflorum - Canada

Imagination Olfactive

Regardez la fleur sur la page opposée.

- Fermez les yeux
- Imaginez l'odeur de cette fleur
- Imaginez sa couleur

Coloriez Votre Calme

Fermez les yeux et, tout en visualisant le coloriage, dites mentalement :

- « *Je suis là.* »
- « *Je vais bien.* »
- « *Je me laisse aller.* »

Citation* *d'affirmation

Je suis en sécurité. Je suis stable. Je suis assez, je peux continuer ma vie vers de nouveaux horizons magnifiques.

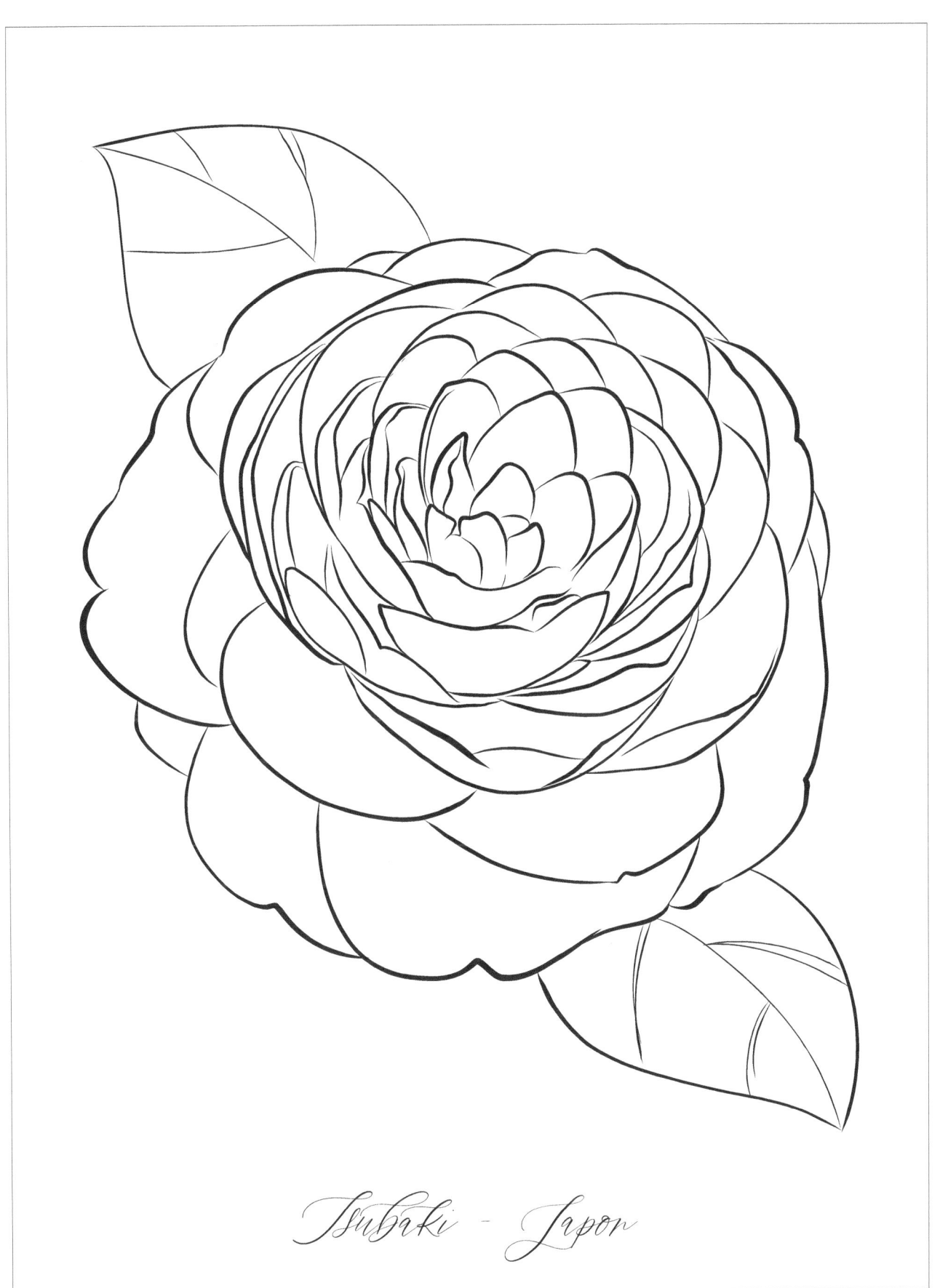

Tsubaki - Japon

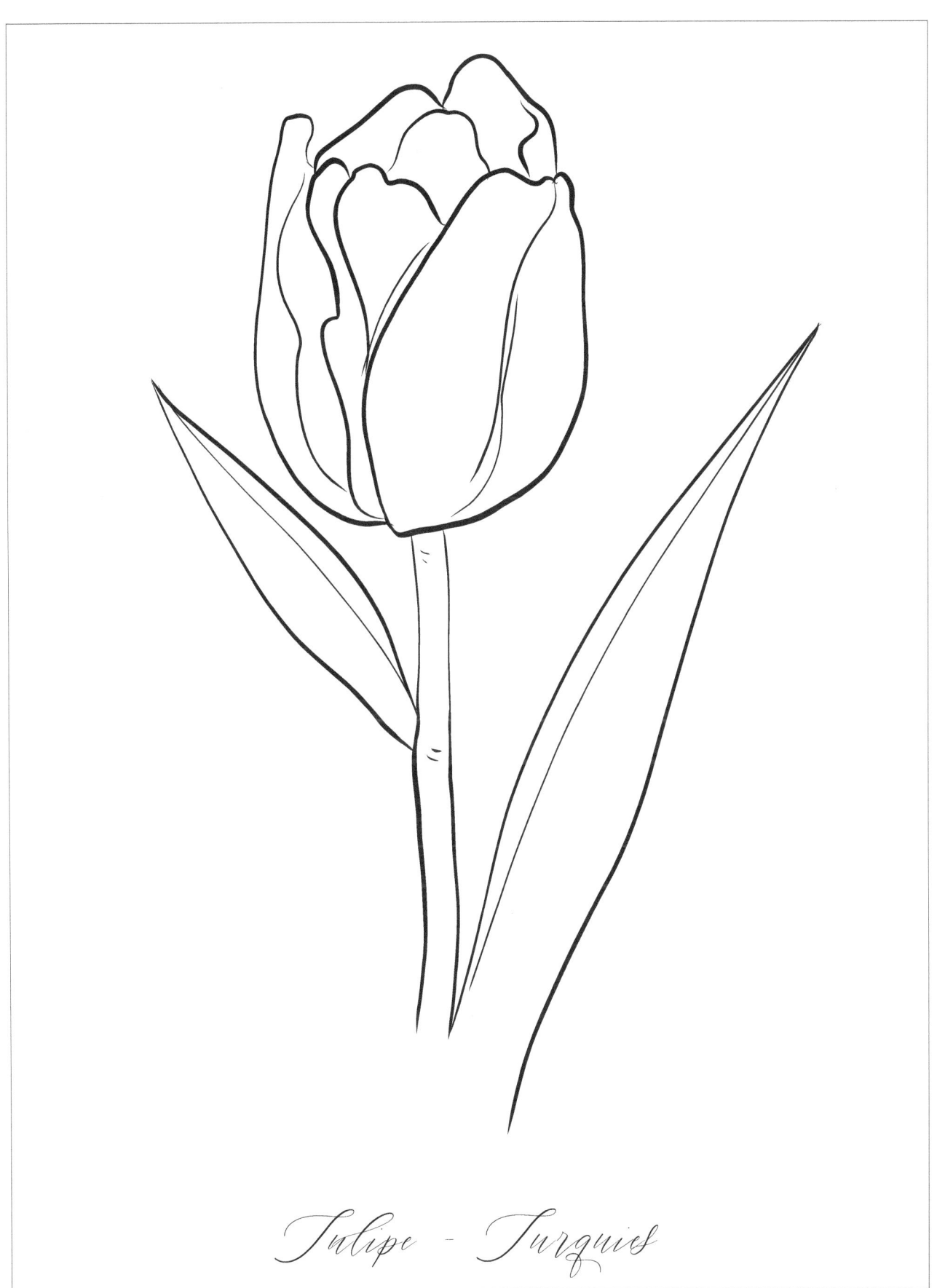

Tulipe - Turquie

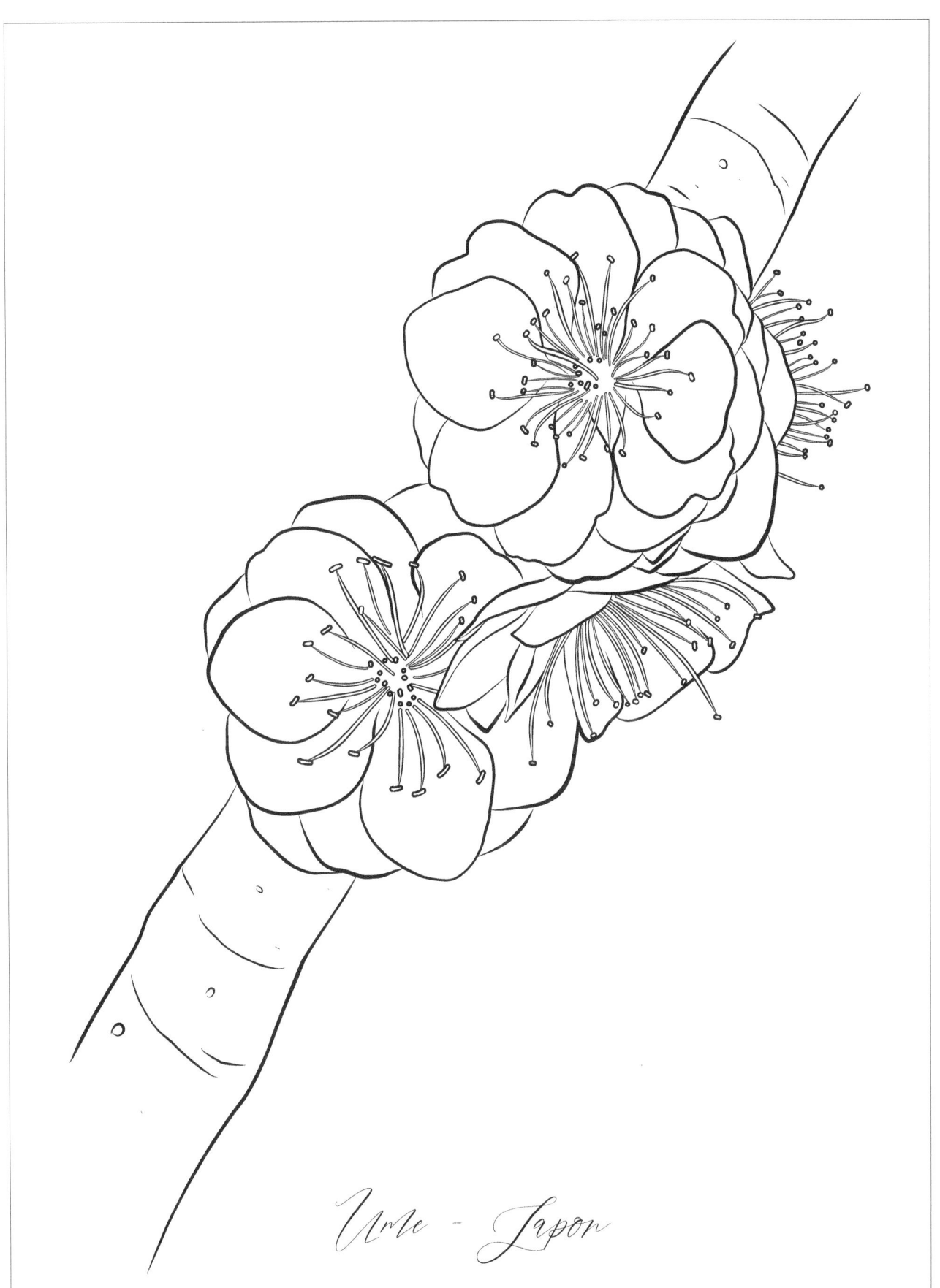

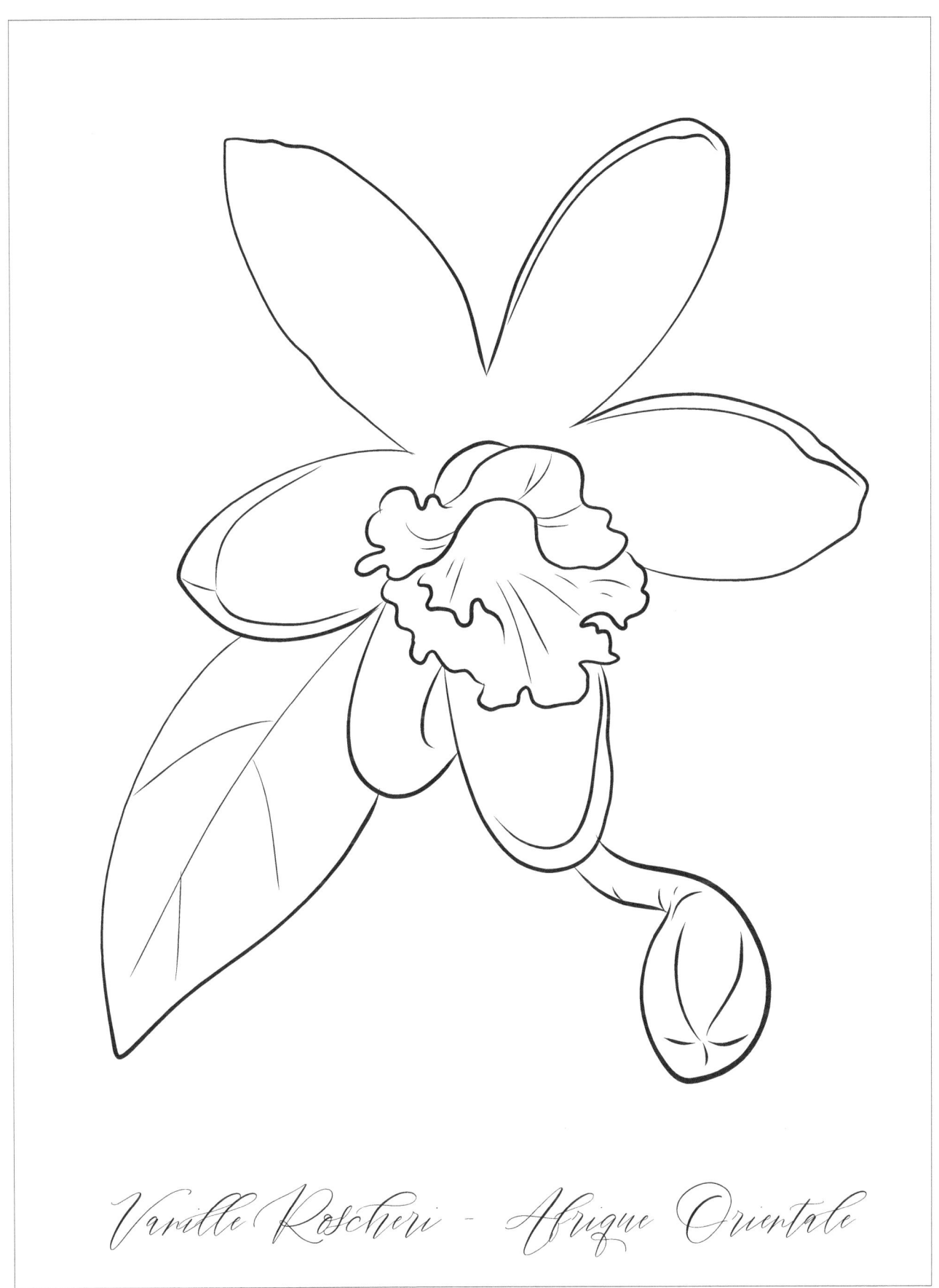

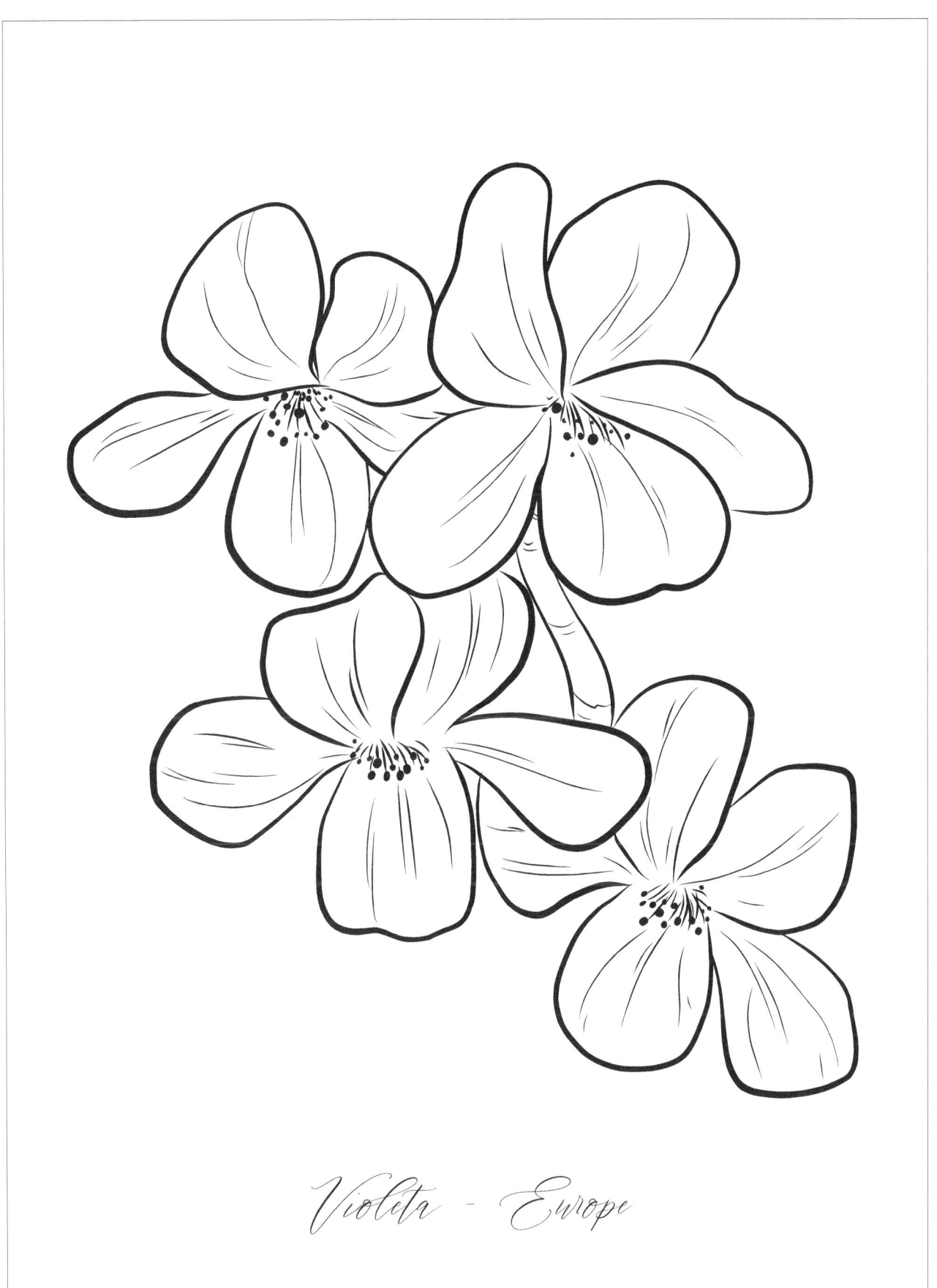

Violeta - Europe

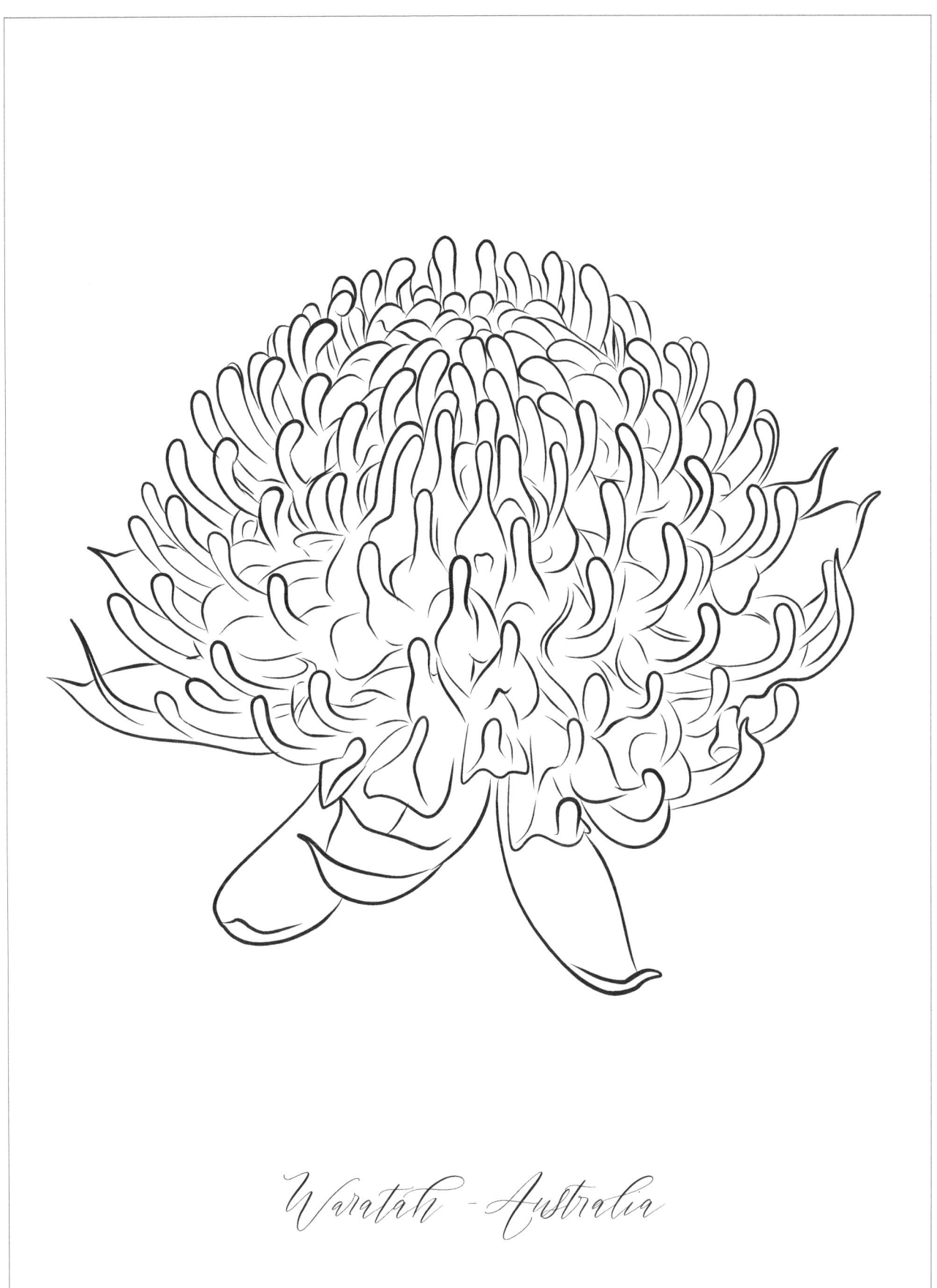

Waratah - Australia

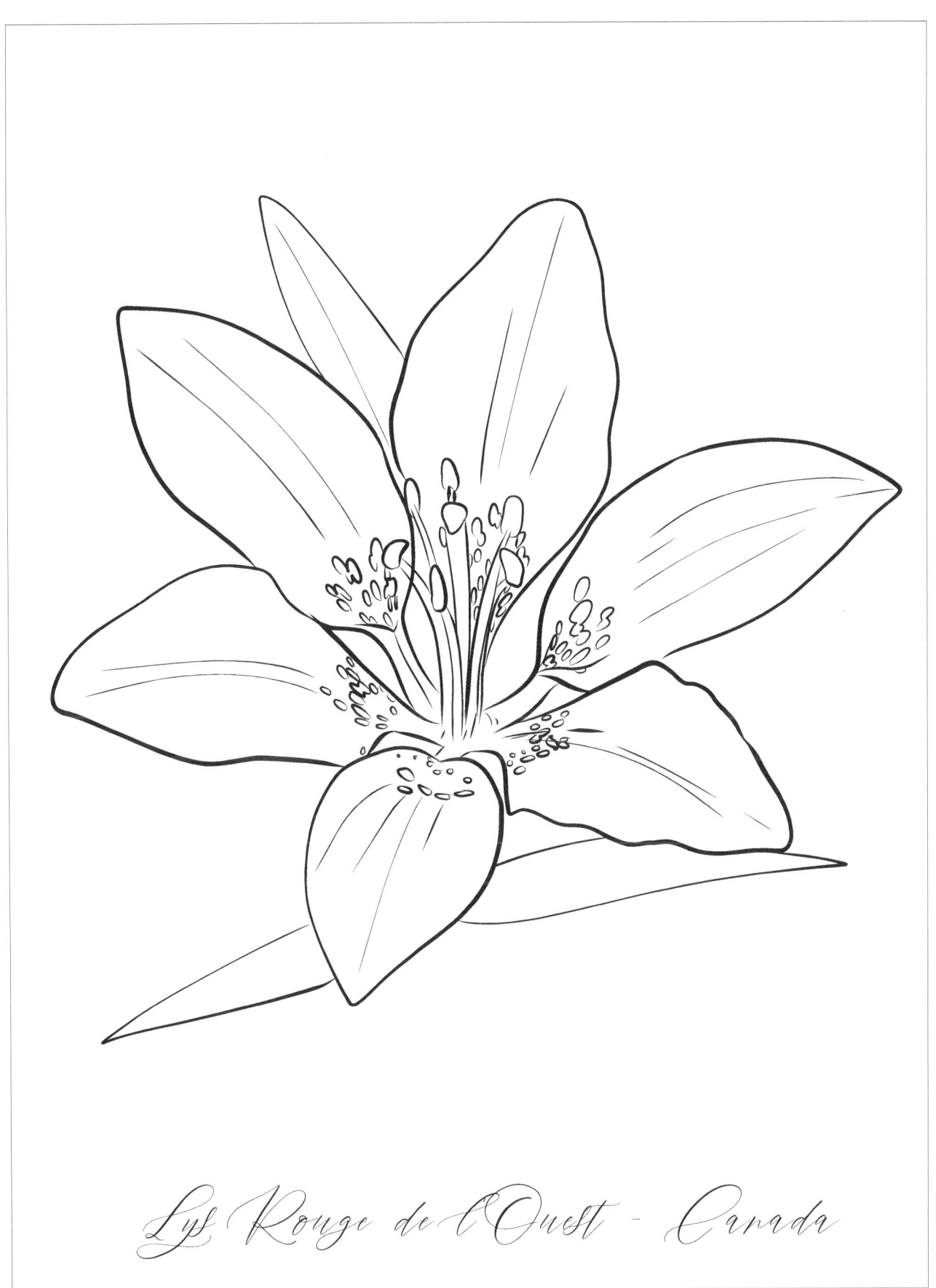

Lys Rouge de l'Ouest — Canada

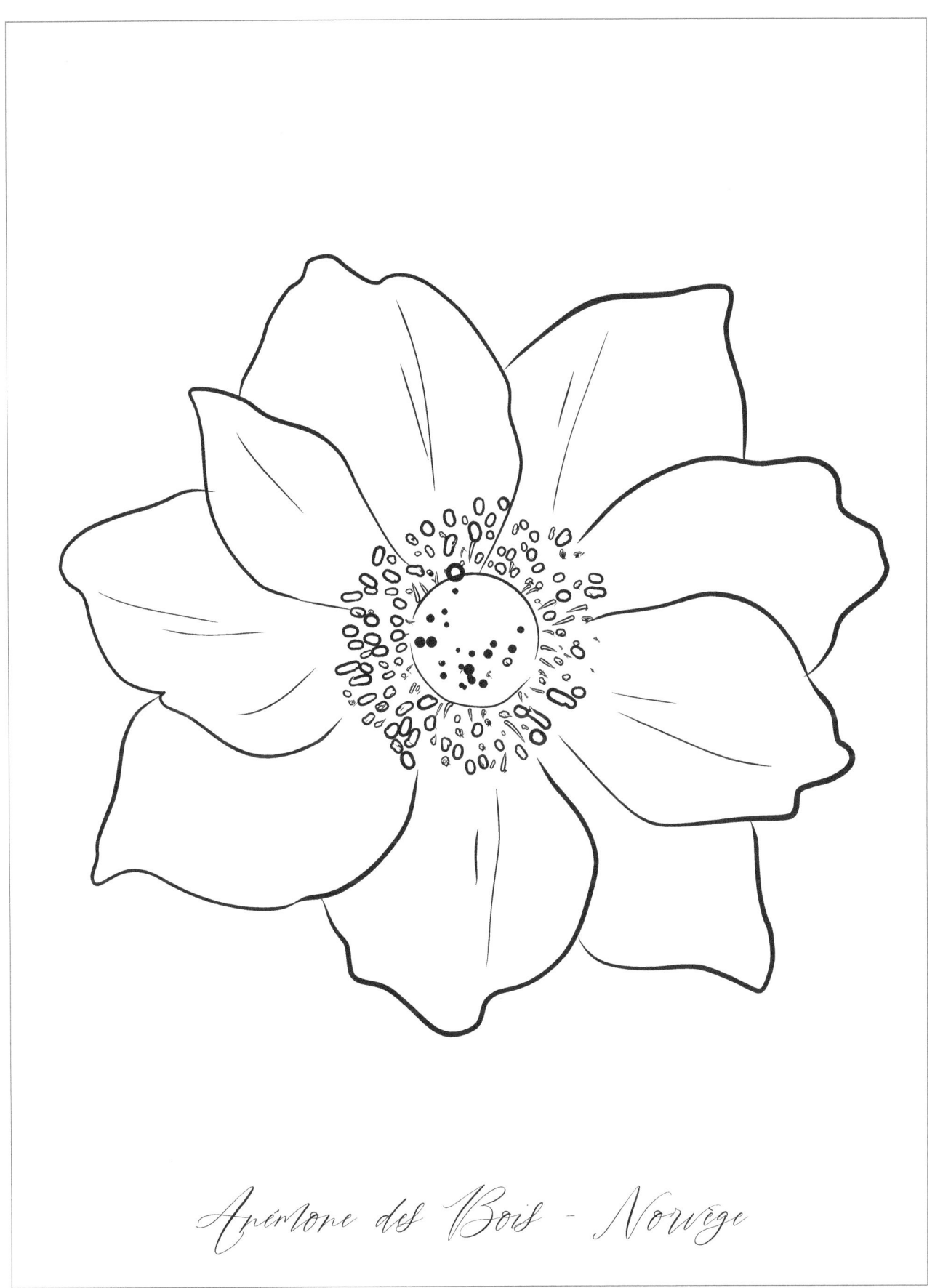

Anémone des Bois - Norvège

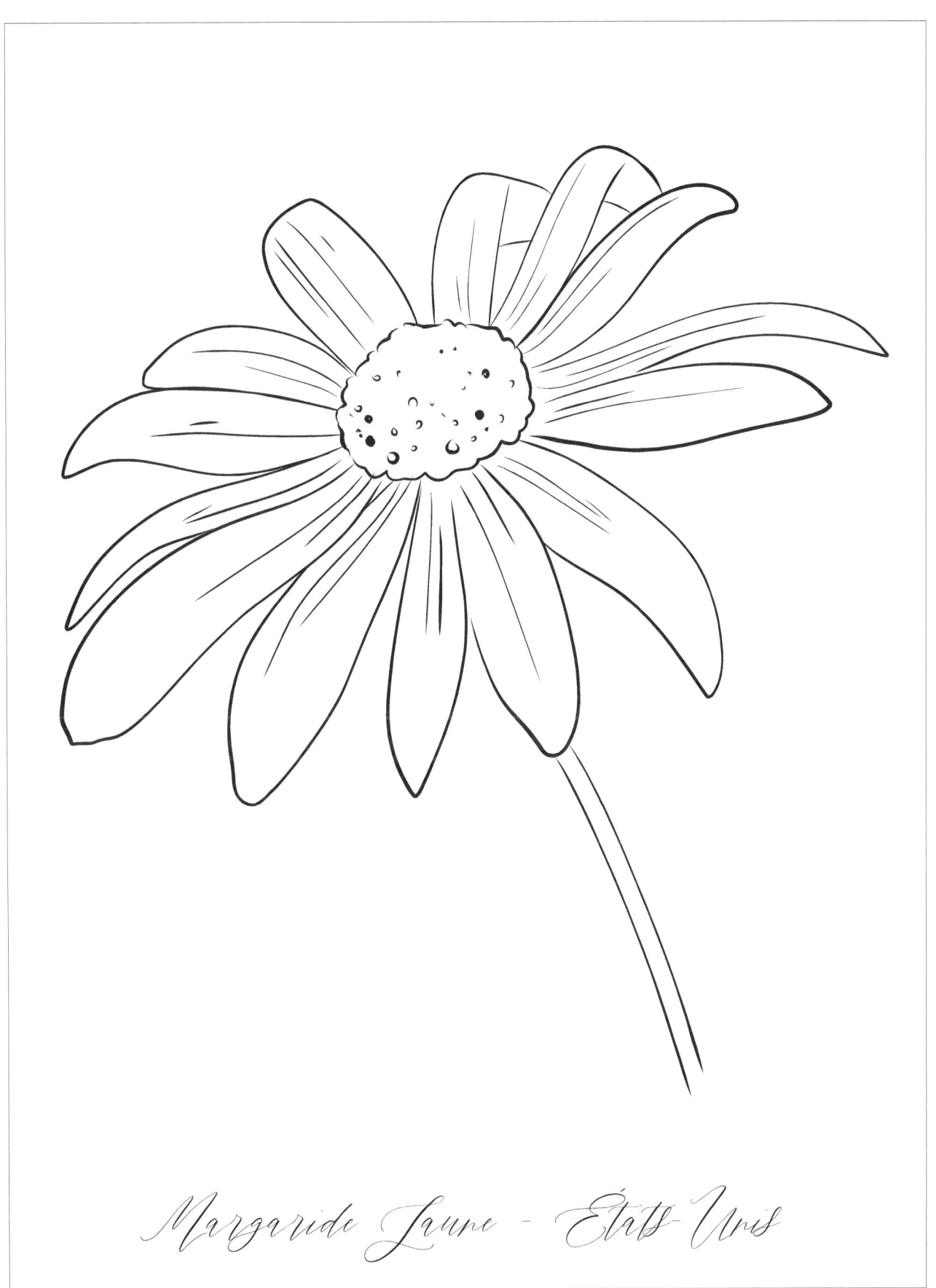

Margaride Jaune - États-Unis

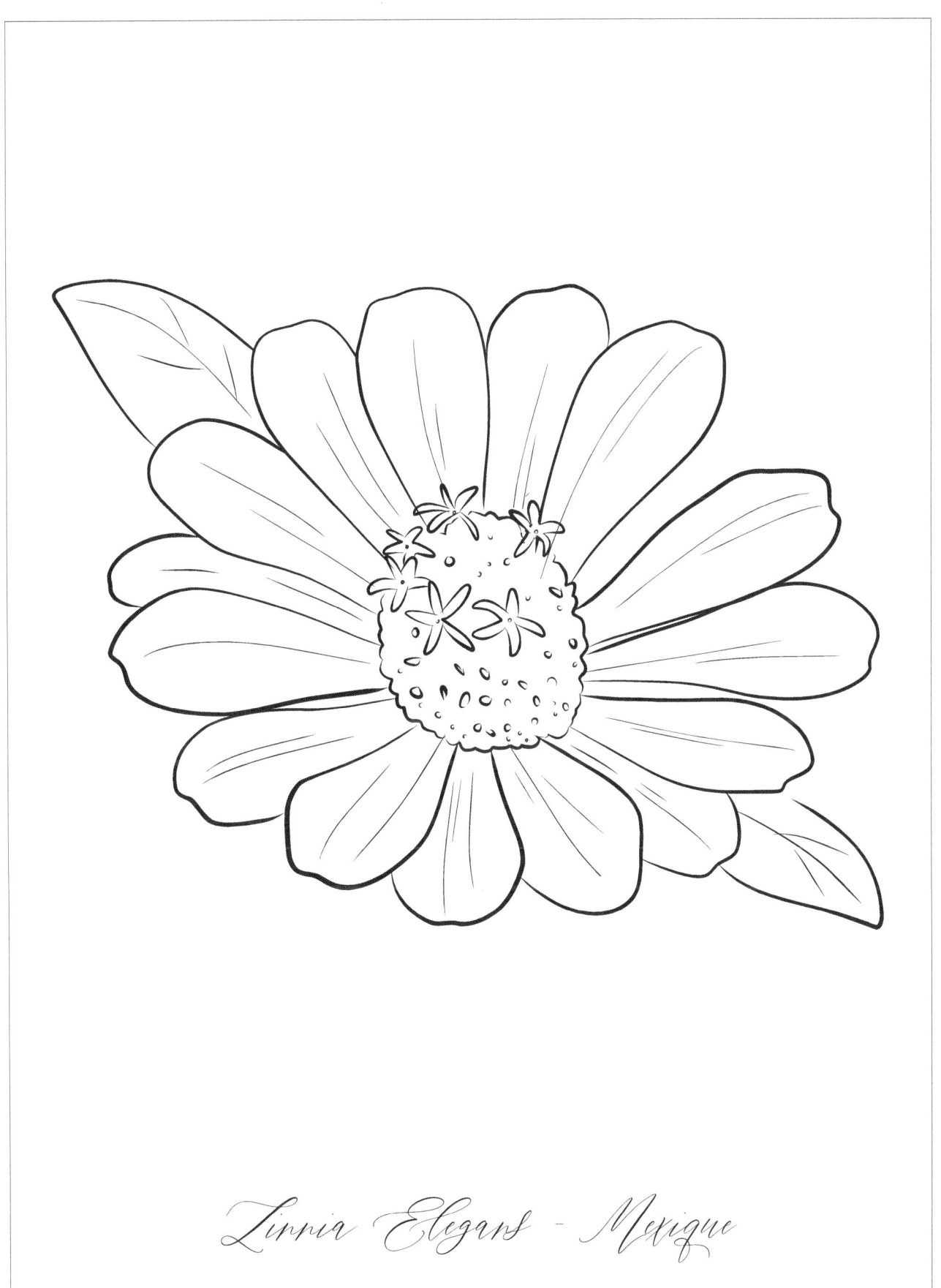

Zinnia Elegans - Mexique

Paix

www.ingramcontent.com/pod-product-compliance
Lightning Source LLC
LaVergne TN
LVHW081518060526
838200LV00006B/215